# Entre résilience et résonance



COLLECTION PSYCHOTHÉRAPIES CRÉATIVES
dirigée par Jean-Paul Mugnier

**Collections chez le même éditeur**

Aides aux apprentissages
Chant du regard
Des liens pour s'épanouir
Droits de l'enfant
Éducation et Sciences
Janusz Korczak
Je veux mon histoire
L'école autrement
Le Fabert
Les cahiers de l'architecture scolaire
Ma vie en marche
Penser le monde de l'enfant
Profs en liberté
Psychothérapies créatives
Quand les parents s'en mêlent
Roman
Temps d'Arrêt/Lectures

Pour en savoir plus :
www.fabert.com

Éditions Fabert
79, avenue de Ségur – 75015 Paris – France
Tél. : 33 (0) 1 47 05 32 68
e-mail : editions@fabert.com

Boris Cyrulnik
Mony Elkaïm

# Entre résilience et résonance

## À L'ÉCOUTE DES ÉMOTIONS

Sous la direction de Michel Maestre

éditions FABERT

## *Dans cette collection*

*Attachement et théorie de l'esprit,* Grazia Attili.
*Le psychothérapeute et le chien,* Francesco Bruni.
*Un et un font trois ! Le couple d'aujourd'hui et sa thérapie,* Philippe Caillé.
*Voyage en systémique,* Philippe Caillé.
*Prendre son envol. Inviter la famille d'origine en thérapie systémique individuelle,* Alfredo Canevaro.
*Le jeu de l'oie dans tous ses états,* Marie-Thérèse Colpin et Yveline Rey.
*Psychothérapies et neurosciences,* Vittorio Gallese, Luigi Omnis et Daniel Stern.
*Les objets flottants,* Philippe Caillé et Yveline Rey.
*La famille maltraitante,* Stefano Cirillo et Paola Di Blasio.
*Mauvais parents, comment leur venir en aide,* Stefano Cirillo.
*Entre résilience et résonance,* Boris Cyrulnik et Mony Elkaïm.
*De l'incestueux à l'incestuel,* Jean-Paul Mugnier.
*L'abécédaire systémique du travailleur social,* Georges Durand.
*Les transitions corporelles dans l'analyse,* Michel Galasse.
*Le dessin et sa dynamique,* Claude Mesmin et Philippe Wallon.
*Les stratégies de l'indifférence,* Jean-Paul Mugnier.
*La promesse des enfants meurtris,* Jean-Paul Mugnier.
*Enfants victimes de violences conjugales,* Patrick Danel, Michel Delage, Charles Heim et Catherine Vasselier-Novelli.
*Corps et contexte,* Luigi Onnis.
*Prendre place – la famille, l'école, la thérapie,* Yveline Rey et Lucien Halin.
*Enfants maltraités,* Hélène Romano.
*Les humiliations de l'exil,* Francine Rosenbaum.
*Voyage vers l'art-thérapie,* Blandine Serra.
*L'enfant déficient,* Anna Maria Sorrentino.
*De l'emprise à la résilience,* Jean-Pierre Vouche.

*Maquette et mise en page :* Atlant'Communication
*Illustration de couverture :* Le tireur d'épines, sculpture en bronze exposée au Palais des Conservateurs (Rome), supposée dater du Ier siècle avant J.-C.

DIFFUSION/DISTRIBUTION
Interforum

COMPTOIRS DE VENTE :
Éditions Fabert (ouverts du lundi au samedi de 9 h 30 à 18 h)
79, avenue de Ségur, 75015, PARIS. Tél. : 33 (0) 1 47 05 32 68
15, rue des Capucins, 69001, LYON. Tél. : 33 (0) 4 37 28 96 17


ISBN : 978-2-84922-063-4
Nouvelle édition, août 2017
ISBN : 978-2-84922-479-3

*Psychothérapies créatives*

**Collection dirigée par**
**Jean-Paul Mugnier**

Cette collection se propose de faire connaître les psychothérapies qui s'attachent à la question de l'interactivité entre thérapeutes, patients et familles. Cette interactivité est créatrice de liens dans un contexte qui est à la fois défini par des règles communément admises, reconnues, et par des singularités liées au caractère de chaque « histoire thérapeutique ».

Il y sera donc question de « création » au sens esthétique, d'apparitions de représentations plus riches, plus complexes, sources d'échanges inattendus favorisant les changements et l'évolution des partenaires de ces jeux relationnels thérapeutiques. Si la psychothérapie est l'art de la relation qui mène à la réduction de la souffrance, il y a lieu de faire une large place à la réflexion sur « les outils » de cet art.

# AVERTISSEMENT

Ce livre est la retranscription des conférences présentées lors du colloque organisé en octobre 2003. Nous avons voulu partager avec les lecteurs le caractère vivant et amical qui a caractérisé cette rencontre. Le style est celui du langage parlé afin de rester au plus près des échanges qui se déroulèrent lors de ces journées.

# SOMMAIRE

# REMERCIEMENTS

Je voudrais remercier chaleureusement Boris Cyrulnik et Mony Elkaïm qui ont accepté en octobre 2003 de croiser leurs voix lors du colloque de Lille et qui dans cet ouvrage viennent échanger leurs mots. Merci à eux qui ont tout fait pour me soutenir et faire que ce texte soit publié.

Un grand merci à Jean-Paul Mugnier qui m'a amicalement guidé dans les derniers pas de ce travail, et accueilli dans la collection « Psychothérapies créatives » qu'il dirige chez Fabert. Merci aussi aux éditions Fabert et particulièrement à Monsieur Jallaud.

Je voudrais également remercier Nicolas Lambert et Alice Maestre, ma fille, qui ont filmé la conférence puis retranscrit les interventions des orateurs ainsi que Marlène Maestre, ma maman, qui a lu et relu avec Alice cet ouvrage avant sa publication.

Merci également à Pascale Lefranc qui n'est plus des nôtres aujourd'hui, c'est elle qui m'a fait rencontrer Boris Cyrulnik.

# MICHEL MAESTRE

Influencé dans ma pratique par les modèles développés, d'une part, par Mony Elkaïm avec la résonance et, d'autre part, par Boris Cyrulnik avec la résilience, l'idée de les associer s'est imposée progressivement dans ma pratique clinique. Mais comment ne pas être tenté de les associer aussi dans la réalité ? C'est ce que nous avons fait à l'occasion d'un colloque organisé par l'institut Psycom à Lille qui rassembla plus de 3 000 personnes, les 6 et 7 octobre 2003. Le plaisir à été total puisqu'un autre grand clinicien et thérapeute familial, Guy Ausloos, qui a développé le concept de compétence, a pris part à ce colloque.

À partir de cette rencontre lilloise, les principaux orateurs ont accepté de participer à la réalisation de ce livre qui regroupe une partie des échanges mais aussi des ajouts qui viennent compléter leurs interventions. Je tiens ici à les en remercier chaleureusement et à saluer leur implication dans cette association conceptuelle : « Entre résilience et résonance. »

Depuis 25 à 30 ans la thérapie familiale se développe en Europe et il est intéressant d'observer que son évolution la mène d'une cybernétique à l'autre, c'est-à-dire d'un pôle où elle était d'avantage dirigée vers le patient (première cybernétique) vers un pôle qui la rapproche de plus en plus du thérapeute et de ses émotions (seconde cybernétique).

Si les concepts que l'on attribue aux différentes équipes qui se sont succédées à Palo Alto ont aidé les apprentis thérapeutes que nous étions au début des années quatre-vingt, les référentiels « résonance » et « résilience » nous conduisent aujourd'hui à accompagner des familles et des couples en thérapie, dans un processus centré sur les émotions, de coévolution de la famille et du thérapeute.

Mony Elkaïm nous a appris à nous interroger sur les assemblages entre patients et thérapeutes où une même émotion fait résonance en ayant une fonction à la fois pour la famille mais aussi pour le praticien. Boris Cyrulnik a largement diffusé la notion de résilience qui permet à des personnes en souffrance de continuer à vivre, à se développer et à construire un futur heureux en dépit de l'adversité vécue dans le passé.

Nous nous trouvons aujourd'hui devant un changement épistémologique où le savoir-faire des thérapeutes et des professionnels de la relation d'aide ne va plus être centré uniquement sur les dysfonctionnements, les insuffisances ou les pathologies à soigner mais sur des processus actifs et interactifs à l'écoute de ce qui émerge en séance, au regard de l'histoire de chacun et du contexte de la relation.

Comment activer ce processus dans des contextes d'intervention familiale, de psychothérapie, de formation ? Nous allons entendre nos orateurs sur ces sujets mais avant de leur laisser la parole je voudrais proposer l'idée d'une double référence théorique qui allierait conjointement résonance et résilience. On pourrait ainsi considérer que l'activation conjointe de la résonance et de la résilience rendrait le processus d'intervention thérapeutique.

Bien sûr cela peut apparaître comme une formule magique. Et lorsque Boris Cyrulnik évoque ceux qui se sont avérés tuteurs de résilience pour les patients, il ne nous dit pas comment on devient tuteur de développement ou tuteur de résilience, ni même comment créer un contexte de résilience. Pourtant nous, praticiens de la relation d'aide, que nous soyons éducateur de jeunes enfants, assistant de service social, éducateur de milieu ouvert, psychologue, psychiatre, infirmier... ou que nous travaillions dans une institution, un service où nous rencontrons des familles qui n'ont pas réellement demandé à ce qu'on les aide, ou encore dans un centre de consultation où nous recevons des patients en demande, nous sommes attendus comme des professionnels du changement.

Que faire de cette compétence magique qui nous est attribuée ? Y renoncer, faire profil bas, nous montrer incompétents, c'est-à-dire ne pas respecter ceux qui nous ont fait confiance (les familles que nous recevons, mais aussi les structures qui nous emploient) ? On peut aussi tout faire pour construire un contexte d'intervention qui puisse devenir pour le patient un contexte de résilience. Bien sûr cela peut paraître prétentieux, mais il n'y a rien de magique là-dedans, seulement l'élaboration d'un protocole d'intervention basé d'une part sur l'écoute des émotions, d'autre part sur la sécurité d'une supervision. Ce travail sur les émotions peut se pratiquer à partir d'une écoute des résonances.

## *Au-delà de la résonance*

Ce que nous apporte Mony Elkaïm est bien plus qu'un modèle, c'est un processus d'écoute des émotions, celles qui émergent en séance sans que l'on ait très bien compris d'où elles viennent ni pourquoi elles sont là. Certains d'entre nous vont essayer de les contrôler en les dissimulant à la famille, en tentant « de rester neutre », en veillant à ne pas projeter ce que nous ressentons sur le système familial.

Là encore plusieurs écoles s'opposent. On pourrait, comme nos collègues psychanalystes, tenter de neutraliser nos émotions et travailler avec le transfert et le contre-transfert ou, comme le propose la seconde cybernétique, les accepter et les utiliser en séance. C'est la voie que j'ai choisie.

En acceptant et en travaillant avec nos émotions, nous sommes en phase avec la cybernétique de second ordre dont l'un des principaux initiateurs, Heinz von Foerster (1981), explique que l'observateur appartient au système qu'il est en train d'observer et fait donc partie de ce qu'il observe. Les émotions qui émergent prennent alors un sens et une fonction pour l'ensemble du système thérapeutique, c'est-à-dire à la fois pour l'intervenant et pour la famille en thérapie. Finalement, ce que nous décrivons lorsque nous présentons une situation clinique en supervision, c'est notre relation à la famille et non pas la famille elle-même, de même que, lorsque les membres de cette famille retrouveront d'autres personnes proches, à qui ils pourront parler de leur expérience, c'est également de leur relation au contexte thérapeutique et non des thérapeutes eux-mêmes qu'il sera question.

Mais comment travailler avec les hypothèses qui s'échafaudent en nous tout au long de ces entretiens ? Comment intervenir dans cette réalité qui nous échappe ? Comment même pouvoir la comprendre et orienter notre intervention ?

La représentation de la problématique familiale nous apparaît quelquefois confuse, mais d'autres fois si limpide que l'on croirait facilement pouvoir la décoder, formuler quelques conseils et élaborer une ingénieuse stratégie thérapeutique à proposer à la famille ! Pour m'être retrouvé plusieurs fois en séance dans cette illusion, j'ai pu vérifier que plus la problématique semble évidente en début de prise en charge, plus sévère sera l'échec par la suite. À l'inverse, lorsque tout est confus, complexe, lorsque les solutions n'apparaissent pas en début de travail, le thérapeute devra coconstruire un lien avec la famille en l'accompagnant, en se montrant disponible à ce qui émerge, processus qui favorise plus souvent les changements thérapeutiques.

Que faire de cette réalité qui nous échappe ? Celle-ci existe-t-elle ? Si l'on se réfère au courant constructiviste, on suit le raisonnement de

Jean-Louis Lemoigne (1994) quand il écrit : « Le constructivisme, enfin, impose une remise en question de la méthode expérimentale dans la mesure où la connaissance se pose comme processus avant d'être résultat et l'expérimentation comme un processus interactif qui construit la connaissance plus qu'il ne la révèle. C'est dans cette interaction autonome du sujet et de l'objet que se fonde cette connaissance et non pas dans la propriété privée du sujet. » Il nous faut donc renoncer à appréhender la réalité et accepter de travailler avec nos représentations, c'est-à-dire, comme le propose Jean-Louis Lemoigne (1994), « à expérimenter la relation que nous avons avec les familles et tous les autres systèmes auprès desquels nous intervenons ». La relation thérapeutique est une description que nous faisons de la réalité, c'est donc une construction. J'aime à dire devant mes étudiants ou mes patients que, d'après moi, la réalité n'existe pas ! Nous existons à travers ces liens que nous tissons avec les autres. Lorsque nous décrivons cette réalité, il s'agit de la représentation que nous avons de nos diverses relations. En acceptant que la réalité n'existe pas, j'accepte plus facilement d'être à l'écoute des émotions qui naissent en moi, j'accepte de les considérer comme des alliées et non pas comme des interférences. Mais si la réalité n'existe pas, comment se mouvoir, s'émouvoir dans ce que nous appelons la réalité ? Vous l'avez bien compris, j'accorde la plus grande attention aux messages émotionnels qui proviennent de cette réalité qui n'existe pas ! L'écoute, le décodage et le sens que ces messages recouvrent me permettent d'échanger avec les autres et de co-construire un monde à partager.

En thérapie cette approche ouvre deux perspectives. La première est que nous n'avons plus à rechercher ce qui est vrai ! La seconde réside dans le fait que si, avec la famille, nous modifions la description que nous faisons de la réalité, nous reconstruisons un autre monde, et acceptons que des réalités multiples puissent coexister, se croiser, s'interpeller en même temps.

Nous pouvons considérer que le travail thérapeutique s'effectue dans la relation avec la famille et que cette relation se construit autour du langage tant du point de vue du texte, du digital, que dans l'analogique qui s'élabore à partir de méta-messages, de codes sociaux, de postures et de gestes. Comme le rappelle Mony Elkaïm (1995) : « Les biologistes Humberto Maturana et Francisco Varela (Maturana & Varela, 1987) ont, quant à eux, souligné que la perception visuelle naît à l'intersection de ce qui s'offre à nous et de notre propre système nerveux : ils ont démontré que ce que nous voyons n'existe pas, en tant que tel, à l'extérieur de notre champ d'expérience, mais résulte de l'activité interne que le monde extérieur déclenche en nous. »

Francisco Varela (1998) explique à son tour : « Cette dimension du langage est totalement différente, sur le plan neurologique, de la dimension langagière que vous appelez narration. La dimension narrative du langage est totalement intégrée à la structure de la perception et des actions que vous découvrez par l'apprentissage sensori-moteur. Pourquoi ? Parce que la dimension narrative du langage avec lequel vous pouvez raconter une histoire, est fondamentalement basée sur la capacité métaphorique de ce langage… » Cette approche de la réalité et de la psychothérapie a permis le développement du constructionnisme social. Mony Elkaïm (1995) nous explique que, selon Kenneth J. Gergen, professeur de psychologie au Swarthmore College en Pennsylvanie, « le constructionnisme social s'attache (au contraire) à faire remonter les sources de l'action humaine aux relations sociales. C'est en se sens qu'il affirme : “la construction du monde ne se situe pas à l'intérieur de l'esprit de l'observateur, mais bien à l'intérieur des différentes formes de relations”… Les échanges verbaux entre le thérapeute et le patient ne reflétant pas une quelconque vérité… Quand le patient parle de tel ou tel problème, il importe de s'interroger sur son contexte relationnel en se demandant pour qui il tient ce discours et dans quel but… Les significations étant cogénérées par le patient et le thérapeute dans le contexte thérapeutique. »

Sans souscrire totalement à cette approche thérapeutique, je la rejoins en considérant que c'est dans le contexte de la relation narrative qu'entretiennent le thérapeute et la famille, que s'ouvrent deux possibilités : soit le maintien d'une réalité fermée où tout changement est illusoire, soit la coconstruction de nouvelles réalités avec un élargissement du champ des possibles pour la famille comme pour le thérapeute. Il ne s'agit pas d'imposer à la famille la réalité du thérapeute mais que celui-ci, comme elle, se laissent surprendre par cette émergence. Tout l'art du thérapeute consiste donc à utiliser les émotions qui naissent au sein du système thérapeutique, à l'intersection de la famille et de lui-même, pour engager l'ensemble vers un processus de coévolution.

## *Au-delà de la résilience*

À l'origine du concept de résilience se trouve la psychologue américaine Emmy Werner (1989) qui s'est intéressée, pendant trente ans, à l'évolution de 700 enfants nés en 1955 dans une île de Hawaï. Ils étaient considérés comme présentant un risque élevé de développement des troubles du comportement à l'âge adulte. Parmi eux, 70 ont su « rebondir » et devenir des personnes totalement adaptées dans leur société et dans leur existence, sans qu'aucune aide psychologique ne leur soit apportée.

La plupart du temps, les professionnels ont une fâcheuse tendance à s'intéresser à la frange de la population qui, suite à un traumatisme, une situation de vie précaire ou une crise grave, présente dans un second temps une évolution inadaptée pour soi-même, pour l'entourage ou pour la société. Ils oublient ainsi, ou laissent de côté, ceux qui traversent sans dommages majeurs ces écueils et se renforcent même face aux futures difficultés de la vie. Il est vrai que notre culture de la faute et de la réparation a conduit les services de soins, les services sociaux et thérapeutiques à orienter leurs interventions et leurs recherches vers les situations d'échec, de maladie et de souffrance de la population !

Le concept de résilience est issu des sciences physiques et en particulier de la mesure de la résistance des matériaux ; il s'agit de la capacité pour une barre de métal à retrouver son état initial après avoir subi un choc. En psychologie il a été utilisé pour la première fois par John Bolby (1969) pour qualifier « les personnes qui ne se laissent pas abattre ». Pour Michael Rutter (1993) : « La résilience est un phénomène manifesté par des sujets jeunes qui évoluent favorablement, bien qu'ayant éprouvé une forme de stress qui, dans la population générale, est connue comme comportant un risque sérieux de conséquences défavorables. » Il s'agit donc, pour un individu, de la capacité à vivre, à réussir, à évoluer favorablement malgré des événements traumatisants vécus dans le passé. L'éthologue, psychiatre et psychanalyste Boris Cyrulnik (2001), qui a largement contribué à l'analyse et à la diffusion de ce concept, nous révèle, dans son ouvrage *Les vilains petits canards* : « Il s'agit d'un processus, d'un ensemble de phénomènes harmonisés où le sujet se faufile dans un contexte affectif, social et culturel. La résilience, c'est l'art de naviguer dans les torrents… Le résilient doit faire appel aux ressources internes imprégnées dans sa mémoire, il doit se bagarrer pour ne pas se laisser entraîner par la pente naturelle des traumatismes qui le font bourlinguer de coups en coups jusqu'au moment où une main tendue lui offrira une ressource externe, une relation affective, une institution spéciale ou culturelle qui lui permettra de s'en sortir... »

L'une des forces du message de Boris Cyrulnik est aussi de mobiliser l'intérêt des cliniciens (qui le plus souvent tentent d'expliquer les symptômes des patients adultes à partir de l'étude psychoaffective et relationnelle de leur enfance) pour les personnes qui « ne reproduisent pas » les troubles qui se sont manifestés à la génération précédente.

De même que la résilience ne s'exprime pas toujours en accord avec les valeurs de la société, les enfants des rues dans les pays en développement, ceux des familles défavorisées dans nos « pays riches », présentent des facteurs de résilience qui s'opposent au règles sociales. Certains actes de « petite délinquance » (vols, trafics de haschich, recel...) sont d'authentiques facteurs d'adaptation qui leur permettent de survivre dans une société qui ne leur est pas favorable. Cette adaptabilité est perçue comme autant de « marqueurs d'asocialisation » ou comme des symptômes alors qu'elle est, pour le sujet, et non pour le contexte sociologique, expression de résilience. Tout cela nous renvoie à la fonction même du symptôme qui est avant tout une réponse adaptative et une solution pour le patient qui le développe.

L'intérêt porté par le public et les professionnels du champ médico-psycho-social pour le concept de résilience peut être compris comme une régulation de nos pratiques organisées depuis trop longtemps autour de la souffrance. D'un point de vue systémique, le fait de s'intéresser autant aux sujets qui reproduisent les dysfonctionnements des générations précédentes qu'à ceux qui développent des facteurs de résilience, nous renvoie aux travaux de l'école de Palo Alto sur le changement. Il y a presque trente-cinq ans, Paul Watzlawik (1975) écrivait déjà « que la permanence et le changement doivent être envisagés ensemble, en dépit de leur nature apparemment opposées ». Les thérapies systémiques ont toujours intégré une lecture des problématiques présentées par les patients et des protocoles de soins ou d'intervention, dans une approche globale, multifactorielle, inscrite dans la complexité. Mais peut-être manquait-il un concept comme celui de « résilience » pour signifier les différents sens qu'il recouvre !

Boris Cyrulnik (2001), toujours dans son ouvrage *Les vilains petits canards*, nous rapporte les résultats d'une étude longitudinale et prospective portant sur 204 étudiants de l'université d'Harvard de 1938 à

1958, où ceux qui s'en étaient le mieux sorti dans leur vie étaient ceux qui avaient eu l'enfance la plus difficile. Il ne s'agit pas là de valoriser la souffrance et les épreuves vécues à l'origine de la vie en établissant un lien de causalité, mais de comprendre par quels processus certaines expériences relationnelles rendent les individus résilients.

Quels sont les facteurs qui favorisent la résilience ? Toutes les études, mais également l'expérience que nous avons de notre vie et de celles de nos patients, nous permettent d'observer que les sujets qui ont su développer des compétences après avoir subi des injustices, un traumatisme psychologique important, des manques et des souffrances durant leur enfance, sont ceux qui ont croisé durant leur existence un parent, une personne, un contexte de vie structurant et chaleureux qui les ont transformés. Selon Boris Cyrulnik (2001), la résilience se tricote là où se « noue une laine développementale avec une laine affective et sociale ». C'est dans l'entourage immédiat qu'on va rencontrer des facteurs de résilience, « à chaque étape de l'histoire de l'enfant existe une possibilité de réparation ou d'aggravation ». Les professionnels qui entourent les personnes ayant subi un traumatisme sont des tuteurs de développement. Ils peuvent devenir des facteurs de résilience si la façon dont ils travaillent avec leur « client » est signifiante pour ce dernier.

Boris Cyrulnik (2001) insiste sur l'importance et la place des émotions dans ce maillage affectif qui se tricote entre les patients et leur entourage. Il reprend en particulier les propos d'Anna Freud qui explique l'importance du second coup après un traumatisme : « Il faut deux coups pour faire un traumatisme : le premier, dans le réel, c'est la blessure ; le second, dans la représentation du réel, c'est l'idée que l'on s'en fait sous le regard de l'autre. Or, nous avons précisément tendance à enfermer l'enfant blessé dans une étiquette qui l'empêchera de s'en sortir... » Ce second coup qui semble être « le coup de grâce » réside dans la représentation qu'a l'entourage du traumatisme vécu par le patient. Ce n'est pas le traumatisme qui invalide mais sa représentation. On pourrait élargir en disant que ce n'est pas le handicap qui est le plus difficile à supporter pour les personnes handicapées, mais la représentation qu'ont les valides du handicap, véhiculée par le regard et la parole.

Cela pourrait conduire à engager une réflexion des professionnels de la relation d'aide en deux étapes.

La première consisterait en une interrogation sur le regard que nous portons sur les patients et toutes les personnes dont nous avons la charge. Quelles sont les émotions qui nous animent lorsque nous sommes en relation professionnelle avec eux ? la pitié, le dégoût, la haine… ? l'indifférence, la satisfaction de ne pas (de ne plus) partager leur vécu… ? Ou bien, nous est-il possible de repérer, d'entr'apercevoir, de décoder chez nos patients des compétences, des richesses qui sommeillent et pour lesquelles, même si cela parait difficile, nous sommes prêts à nous engager à leurs cotés en leur donnant force, confiance et espoir ?

La seconde, après avoir évacué les représentations négatives, serait d'élaborer un protocole de travail permettant de développer les ressources de ces sujets. En tant que psychothérapeute, éducateur, rééducateur, ou enseignant, il nous appartiendrait d'intégrer dans notre travail un processus de résilience, dans lequel nous serions tuteur de développement pour les personnes que nous accompagnons.

## *Entre résonance et résilience*

Entre résonance et résilience, les émotions s'accordent. En effet, si le travail à partir des résonances situe le thérapeute dans le champ des émotions, le développement d'un contexte de résilience appartient également au monde des représentations affectives. Les professionnels de la relation d'aide peuvent ainsi nous aider. Il faut donc tricoter nos interventions en interrogeant le sens de la narration. Le langage, y compris celui qui est entendu dans le secret de nos consultations, est un langage codé dont nous devons trouver le sens. Non pas le sens en soi, mais le sens pour soi, pour nous, pour chacun de nos patients ! Si la résonance qui se trouve dans cet assemblage complexe remplit une fonction à la fois pour le thérapeute et la famille, la résilience se tisse à partir du sens de ce qui peut émerger dans la relation et devenir thérapeutique pour les patients. Nous comprenons bien l'importance d'interroger le sens lorsqu'un patient s'adresse au thérapeute ou à un autre des membres de la famille, mais il nous faut également nous interroger sur le sens de nos propos et le sens de nos représentations. Le regard que nous portons sur les familles en thérapie est-il celui de la pitié, de la condescendance, de la disqualification ? ou bien pouvons nous deviner en elles un changement possible, une vie meilleure ? En effet, comment pouvons-nous proposer une aide thérapeutique si, dans nos représentations, les êtres humains que nous accompagnons dans notre aide sont perçus par nous comme condamnés ? Boris Cyrulnik (2001) nous dit : « Quand les flammèches de la résilience existent, ce qui est presque toujours le cas, il faut savoir les repérer et faire en sorte que le discours social ne les éteigne pas ou ne les oriente pas vers des formes dévoyées. »

À ce niveau, le mariage et le maillage entre résonance et résilience est possible et peut fonctionner, soit dans le sens de rétroactions négatives qui s'opposent au changement en maintenant les patients dans une demande impossible où l'avenir ne peut-être que souffrance et résignation, soit dans le sens du changement où le thérapeute travaillant à partir de ses résonances devient facteur de résilience. Mais la frontière entre ces deux alternatives est mince ! On peut considérer que le thérapeute ne peut échapper à ses émotions. Celles-ci bloquent parfois le processus de changement thérapeutique. Lorsqu'une émotion met en résonance le thérapeute et un élément du système familial, en ayant une fonction à la fois pour la famille et pour le thérapeute, elle s'impose avec les représentations qui s'y rattachent. Cette résonance, si elle est subie par le système thérapeutique, confirme davantage encore la construction du monde de chacun. La famille ne pourra qu'adhérer à la réalité qui s'offre à elle et le thérapeute se vivra comme incompétent face à la tâche qui lui est confiée.

## *La clinique*

Entre ces deux airs que sont résonance et résilience, le thérapeute familial ou conjugal peut développer sa mélodie en s'accompagnant à la fois des partitions de Mony Elkaïm et de celles de Boris Cyrulnik. Je proposerai donc le protocole suivant.

### À l'écoute du corps

Durant l'entretien avec ses patients, le thérapeute peut apprendre à ressentir certaines des modifications physiologiques qui perturbent son corps. L'augmentation du rythme cardiaque, certains tremblements, des suées, la répétition d'actes ou de paroles stéréotypées. En effet, lorsque nous sommes en difficulté, nous pouvons avoir recours à des gestes (se frotter les mains, croiser les jambes, se passer la main sur le front ou dans les cheveux...) ou prononcer des phrases ritualisées qui ont pour fonction de nous réassurer et nous permettre de faire face à la situation émotionnelle qui vient d'émerger au cours de la séance. Il n'est pas toujours possible de repérer ces symptômes, mais plus facilement nous les accueillerons, plus aisément nous les repérerons.

## À l'écoute des émotions

Que les émotions qui naissent en nous en thérapie soient directement identifiées en tant que telles ou qu'elles soient décodées à partir des symptômes physiologiques qui se manifestent dans notre corps, l'essentiel est d'avoir la possibilité de les écouter. Est-ce la peur, la joie, la jalousie, la rivalité ? Suis-je disqualifié ou au contraire investi de valeurs ou de pouvoirs ? Ai-je le sentiment d'être l'objet d'un « imbroglio des affections », utilisé par l'un des patients pour atteindre un autre des membres de la famille en thérapie ? comme le décrit Mara Selvini Palazzoli (1995) pour évoquer le rapport pseudo-privilégié qu'un des parents entretient avec un enfant pour atteindre l'autre parent.

## Qu'est-ce que cela veut dire ?

En séance ou un peu plus tard, à l'occasion d'une période de réflexion ou de supervision, il nous faut nous interroger sur le sens de ces émotions qui émergent, dans une réalité cocréée à l'intersection du thérapeute et de la famille. Que signifient ces émotions qui nous envahissent et quelles fonctions ont-elles pour nous, dans le contexte relationnel où elles sont apparues ? L'étape suivante consiste, pour le thérapeute, à se remémorer toutes les situations de sa vie privée comme celles de sa vie professionnelle qui lui ont fait ressentir la même émotion, en allant des plus récentes vers les plus anciennes avec un intérêt particulier pour celles vécues dans sa famille d'origine. Il est bien évident que les réponses à ces questions sont aussi différenciées que le sont les vies des thérapeutes et les thérapeutes eux-mêmes, ce travail étant d'autant plus accessible qu'un travail préalable sur soi et sa famille d'origine a permis de les explorer.

## Est-ce une résonance ou une projection ?

Après avoir vérifié le sens des émotions dans le contexte précis du travail thérapeutique avec la famille et compris ce qu'elles signifiaient pour nous en déterminant la fonction qu'elles remplissent au sein de notre propre système de vie, il nous faut vérifier s'il y a résonance. Je m'associe à Mony Elkaïm (1995) qui propose au thérapeute de s'interroger : « En quoi ce thème qui paraît essentiel est-il important pour les patients ? En quoi les concerne-t-il ? Si les questions que pose le thérapeute ne lui permettent pas d'élucider ces points sur-le-champ, il est souhaitable qu'il renonce temporairement à pousser ses investigations plus avant, car il risquerait autrement de s'exposer à deux graves difficultés : soit envahir le système familial en se concentrant sur des éléments qui font sens à ses yeux, mais sont très secondaires pour les membres de la famille concernée ; soit provoquer de trop fortes résistances en évoquant des thèmes inacceptables en dépit de l'importance présumée qu'ils revêtent pour les patients. »

Le contexte thérapeutique sera favorable lorsque la famille nous aura proposé de travailler sur un thème en rapport avec les émotions en résonance ou si les questions que nous posons sur ce thème rencontrent un vif intérêt pour un ou plusieurs membres du système familial. J'ai pu constater à de nombreuses reprises, au cours de ma pratique privée de thérapeute de couple et de famille, menée depuis 1985, que lorsque le thérapeute touche un élément affectif du système en thérapie il intéressera le patient à certaines conditions : son message ne doit ni culpabiliser, ni conseiller, mais apporter une information au sens de Bateson, c'est-à-dire énoncer un message qui crée une différence.

## *Le thérapeute, comme tuteur de développement*

Je ne suis pas sûr que le thérapeute puisse décider à l'avance si la séance sera support de résilience pour les patients. Par contre, s'il est à l'écoute de ses émotions et si les résonances qui se manifestent au cours de la thérapie peuvent être utilisées et le sont, alors il aura créé un processus de résilience. Le contexte thérapeutique est un contexte favorable pour développer « les flammèches de la résilience », la famille en thérapie, le couple qui vient consulter peuvent y tisser une toile de liens affectifs structurés autour d'émotions qui émergent dans une coconstruction entre le thérapeute et la famille.

Lorsque le thérapeute a vérifié que les résonances qu'il partage avec la famille ne sont pas des projections, il peut alors ressentir une qualité relationnelle satisfaisante envers les patients, caractérisée à la fois par une grande proximité et par une différenciation. Il ne s'agit pas d'entrer dans une relation fusionnelle, ni en collusion contre un tiers extérieur, mais d'accepter la construction du monde de chacun en partageant un certains nombre d'éléments. Une question est régulièrement posée par les étudiants dans les formations à la thérapie familiale systémique : comment le thérapeute peut-il évaluer l'efficacité de son travail ? Je répondrai que c'est la famille qui évalue les entretiens comme thérapeutiques et non pas le praticien, c'est également elle qui l'investit, ou non, comme thérapeute. Cependant, nous pouvons déceler quelques indices capables, même si ce n'est pas toujours le cas, de nous informer sur la pertinence du processus. Il existe plusieurs raisons qui poussent la famille à poursuivre le travail : l'intérêt que ses membres y trouvent peut en être une. Sur ce point, l'aspect collectif des thérapies systémiques nécessite en fin de séance un débat entre les membres de la famille ou du couple pour déterminer l'opportunité de prendre le rendez-vous suivant. Cela constitue une partie importante du processus thérapeutique et informe le thérapeute sur la qualité de l'implication de chacun d'entre eux dans ce travail. Les manifestations des patients qui semblent avoir découvert quelque chose sur eux-mêmes sont également de bons indicateurs : « Tiens, je n'avais jamais pensé à ça ! », ou encore en s'adressant au thérapeute : « Votre réflexion de la dernière séance nous a beaucoup interrogés ! » L'étonnement s'exprime également par des expressions du visage qui changent rapidement, et des regards complices entre les membres de la famille. L'intérêt explicite, manifesté par les patients pour la découverte de « soi » et du fonctionnement familial ou conjugal constitue, d'après moi, le plus fidèle facteur d'évaluation. Je suis toujours très sensible aux commentaires exprimés par les patients sur le ressenti des émotions vécues lors de la séance précédente et par les justifications qui sont données pour la poursuite de la thérapie.

## *Et pour conclure*

On a longtemps voulu opposer la psychanalyse aux thérapies systémiques en considérant ces dernières comme des thérapies comportementales. En s'inscrivant de plus en plus dans la perspective de la seconde cybernétique, les thérapeutes familiaux systémiques ont centré leur pratique autour de l'écoute des émotions. On pourrait considérer que l'évolution scientifique des recherches dans ce domaine nous conduit vers une convergence des modèles qui, néanmoins, gardent leur spécificité propre. Mony Elkaïm avec le concept de résonance et Boris Cyrulnik avec celui de la résilience nous offrent deux processus qui se complètent et s'intègrent parfaitement dans la pratique des thérapies systémiques, familiales ou conjugales. L'approche des émotions entre résonance et résilience guide le thérapeute dans un travail qui est à la fois autoréférentiel et pertinent pour la famille en thérapie.

# MONY ELKAÏM

## *L'analyse de la résonance comme facteur de changement**

Je voudrais vous parler de vos émotions et de la manière dont ces dernières, qui peuvent être considérées comme un handicap – surtout pour un psychothérapeute – peuvent aussi se transformer en atouts. Je vais essayer de vous montrer comment ce que vous sentez, ce que vous vivez (pas seulement dans une relation thérapeutique, mais, d'une manière générale, dans la vie quotidienne), n'est pas lié à votre histoire seulement, mais a été, d'une manière ou d'une autre, sculpté par les personnes avec lesquelles vous vous trouvez, avec lesquelles vous vivez ces sentiments.

Cela va d'ailleurs au-delà de la personne ou des personnes qui se trouvent face à vous. Ce sentiment qui naît en vous concerne un système plus large incluant ces personnes et vous. Par système, j'entends un ensemble d'éléments en relation, et, dans ce cas spécifique, un ensemble de constructions du monde d'individus en relation. Je vais insister sur l'utilité de ce que vous vivez, de votre émotion, pour celui ou ceux qui vous font face aussi bien que pour des systèmes humains plus larges.

J'utilise le terme de résonance pour désigner cette situation où ce que nous vivons a une utilité pour l'autre ou pour le contexte dans lequel ce sentiment émerge. Cette utilité consiste en général à renforcer l'autre dans ses croyances profondes, à renforcer la stabilité des croyances du système humain dans lequel nous vivons ce que nous vivons.

Pour expliquer la manière dont ce concept de résonance a été créé, peut-être est-il bon que je commence par ce qui s'est passé pour moi. J'ai construit un modèle de fonctionnement du couple, à travers les nombreux couples qui m'ont demandé mon aide, et ce modèle m'a amené à créer des hypothèses ; celles-ci m'ont permis, en un second temps, de supposer que ce qui se passe au niveau d'un couple peut advenir dans un autre type de relation, entre deux personnes quelconques,

* Je tiens à remercier Monsieur François Mousnier-Lompré qui a bien voulu réviser la transcription de cette communication.

ou entre une personne et le système humain auquel elle appartient – que cette personne soit dans une relation de psychothérapie, comme psychothérapeute, ou qu'elle soit dans une relation de travail ou une relation simplement quotidienne avec ceux qui l'entourent.

Je vais vous exposer tout cela en plusieurs étapes.

La première étape, c'est ce modèle de fonctionnement du couple qui m'a amené à créer des hypothèses que j'ai ensuite élargies à d'autres systèmes humains.

La seconde étape sera une réflexion plus spécifique sur le couple thérapeute/patient et sur la manière dont le thérapeute peut analyser ses sentiments comme quelque chose qui n'est pas seulement lié à lui, mais qui est également sculpté par le système qu'il constitue avec son patient.

Je passerai ensuite à ce qui fait à mes yeux l'intérêt de ce concept de résonance, en particulier au niveau de l'objectivité (parce qu'à partir du moment où ce que je vois n'est pas séparable de ce que je vis, on ne peut plus parler d'objectivité), et nous verrons comment ce concept de résonance permet, sans s'accrocher au concept d'objectivité, de faire pourtant un travail extrêmement rigoureux, d'émettre des hypothèses et de les vérifier.

Enfin, je ferai avec vous ce qu'on appelle une simulation d'un entretien de thérapie de famille. Des gens joueront le rôle des membres d'une famille qui viennent consulter un thérapeute pour un problème chez l'un d'entre eux. J'interromprai régulièrement cette simulation pour réfléchir avec vous à la manière dont on peut illustrer et utiliser ce concept de résonance.

Voici donc les différents intitulés des sujets dont je vais vous parler aujourd'hui :

– Je parlerai d'abord du fonctionnement du couple et comment ceci m'a aidé à créer le concept de résonance. Je pourrais intituler cette partie : Pour l'amour de moi, ne m'aime pas.

– La seconde partie parlera de l'évolution de ce fonctionnement de couple appliqué au fonctionnement du couple thérapeute/patient. Elle pourrait s'intituler : La fonction de la résonance dans la relation d'aide.

– La troisième partie s'intéressera plus particulièrement à la résonance au-delà d'un couple (qu'il s'agisse d'un couple homme/femme ou thérapeute/patient) et pourrait s'intituler : La fonction de la résonance au sein de systèmes humains élargis.

– La quatrième partie pourrait être intitulée : L'objectivité est-elle indispensable à la rigueur ?

– La cinquième, enfin, sera la simulation d'un premier entretien de thérapie familiale, qui servira d'illustration aux concepts développés.

## 1. Pour l'amour de moi, ne m'aime pas !

Je décris, dans l'un de mes deux ouvrages *(Si tu m'aimes, ne m'aime pas)* la situation qui m'avait pour la première fois donné l'intuition de ce modèle de fonctionnement du couple auquel je vais faire allusion.

Il s'agissait d'une femme venue me voir avec son époux. Elle me dit : « Mon mari fait tout ce qu'il faut pour que je ne sois pas amoureuse de lui. Et son comportement est extrêmement difficile à supporter. »

Le mari, lui, me dit : « Ma femme passe son temps à m'isoler en créant des coalitions contre moi. Elle crée des coalitions avec les enfants contre moi, avec mes amis contre moi, et j'en ai assez de cette situation. »

J'étais encore un jeune psychiatre qui estimait important de faire ce que l'on pouvait pour aider les gens à changer le plus vite possible. Quelques séances plus tard, le couple est venu me voir et l'épouse m'a dit : « Docteur ! Mon mari est comme j'aurais voulu qu'il soit et je ne supporte pas cette vague de tendresse et d'affection. Je me demande si je ne suis pas folle, me dit-elle, car il est exactement comme j'aurais voulu qu'il soit et je me rends compte que je pense plutôt à le quitter. » Au cours de la même séance, elle me raconta un souvenir très douloureux : elle avait un père extrêmement proche d'elle, qui l'aimait, qui l'adorait et qu'elle adorait, et qui avait disparu. Un jour, un peu avant ses quatre ans, il n'était plus rentré à la maison. Elle me dira en pleurant à chaudes larmes : « De ce jour, j'ai su qu'il n'y aurait de permanence ni dans l'amour ni dans l'amitié. » Et son mari d'ajouter qu'elle lui avait alors dit, quand il l'avait demandée en mariage : « Je t'épouse, car je sais que tu vas me quitter un jour. »

Ce qui est intéressant dans ce que nous apprenons là, c'est que cette femme dit : « Je veux que mon mari m'aime et qu'il se comporte d'une manière telle que je puisse l'aimer » ; mais le souvenir traumatique qui l'étreint est celui d'une situation où, si elle aime quelqu'un et qu'il l'aime, elle court le risque que cette personne l'abandonne.

Je découvris en même temps que le mari était quelqu'un qui avait grandi dans un contexte où il avait eu constamment l'impression d'être mis à l'écart par ceux qui l'entouraient et que ceux-ci créaient des coalitions contre lui. Là aussi, donc, le mari disait à sa femme : « Je veux que tu sois plus ouverte par rapport à moi et que tu arrêtes de créer des coalitions contre moi. » Mais de fait, dans toute son histoire, il avait l'impression qu'on était ligué contre lui, à un point tel, me dit-il, qu'on l'avait traité de paranoïaque quand il était jeune.

De cette situation, traumatique pour la femme, liée pour l'homme à une série d'expériences répétitives, je me suis demandé dans quelle mesure ces deux personnes, à partir de quelque chose qui s'était imposé à elles comme une douleur insupportable, n'avaient pas créé une sorte de règle générale. Et aussi dans quelle mesure, pour nous tous, quand une situation se reproduit encore et encore, se reproduit x fois, nous ne créons pas une règle générale qui est : « Ça m'est arrivé *x* fois, donc ça m'arrivera $x + 1$ fois. » Il faut d'ailleurs remarquer que dans différentes langues on retrouve le proverbe français : « Chat échaudé craint l'eau froide » ; qu'il s'agisse, en Afrique du Nord, de ceux qui ont été mordus par un serpent et qui craignent même la vue d'une corde, qu'il s'agisse, en Grèce ou en Turquie, de celui qui a été brûlé par le lait bouillant et qui souffle sur le yoghourt, ou de la phrase anglaise : « Once bitten, twice shy » (« Mordu une fois, deux fois timide »).

Il semble que les différentes cultures aient bien compris l'importance de ces événements répétitifs qui nous conduisent à créer une sorte de construction du monde, laquelle prédit que ce qui m'a fait mal, d'une manière répétitive, ne peut que continuer à se produire. Nous nous promenons alors avec ce que nous souhaitons consciemment (ce que j'appelle le programme officiel : « Je veux être aimé ». « Je veux que ma femme arrête de créer des coalitions contre moi »). Et, en même temps, cette construction du monde nous a aidés à créer une armure pour nous protéger ; pour la femme, cela devient la croyance : « Si on m'aime, on va m'abandonner » ; et pour le mari : « Je n'arrive pas à croire qu'il puisse ne pas y avoir de coalition contre moi. » Comme si l'un comme l'autre créaient une sorte de croyance profonde, une forme de construction du monde, dont le but est de faire en sorte que celui qui s'en est entouré, celui qui a revêtu cette armure, ne soit plus en danger. Quand cette personne, qui demande quelque chose qu'elle n'arrive pas à croire possible, voit se profiler ce qu'elle demande, elle va hésiter à croire que ce soit possible, elle va tester et finir par montrer à l'autre qu'en réalité ce n'est pas possible. Et c'est ce que l'on découvre fréquemment dans les situations de couple où, comme disent les Américains, ce qui se passe est une *self-fulfilling prophecy*, ou, comme on dirait en français, une prophétie auto-réalisatrice :

« Je ne crois pas qu'on puisse m'aimer. Quand l'autre m'aimera, j'aurai tellement peur qu'il m'aime, que je ferai ce qu'il faudra pour qu'il ne m'aime pas. Ce qui prouve bien qu'il ne m'aime pas. »

Voici un autre exemple du même ordre.

Je reçois un couple dont le mari me dit : « Je n'en peux plus. Ma femme n'a aucune tendresse, aucune chaleur pour moi. Cela ne peut plus durer. Je souhaite que ma femme me montre chaleur et tendresse. »

En même temps, l'épouse se plaint et me dit : « Moi, j'en ai assez d'avoir un mari qui ne m'accepte que si je fais ce qu'il veut. Il n'en est pas question. »

Dans mon « jargon » je dirai que le programme officiel de Monsieur est : « Je veux que ma femme me donne chaleur et tendresse. » Quand j'ai réfléchi avec lui aux expériences de chaleur et de tendresse qu'il avait eues dans son enfance, je fus extrêmement intéressé de découvrir l'aridité affective du contexte où il avait grandi. Apparemment, aucun des parents ne lui témoignait ni chaleur ni tendresse.

On est donc en présence de quelqu'un qui à la fois souhaite chaleur et tendresse avec une construction du monde qui dit : « Je n'ai pas eu cette expérience-là », et qui a donc créé une sorte d'armure pour se protéger de sa crainte, pour se protéger de la désillusion qui pourrait surgir si quelqu'un lui montrait chaleur et tendresse.

En même temps, en face, j'ai une personne qui n'entend pas que son mari dit : « Je veux chaleur et tendresse. » Ce qu'elle entend, c'est : « Mon mari ne m'accepte que si je fais ce qu'il veut que je fasse. »

Quand j'investigue sur son expérience passée autour de ce thème, je découvre qu'elle a eu des parents, et un père en particulier, qui ne l'acceptait que quand elle faisait exactement ce que l'on voulait. Et elle a vécu très difficilement ces situations où son autonomie n'était absolument pas respectée.

Ce que nous voyons donc, c'est une situation où chacun demande à l'autre quelque chose qu'il ne croit pas possible. Ce contresens fait que la femme, qui est pourtant capable d'offrir chaleur et affection, n'entend que : « Je veux que tu fasses ce que je veux, et alors je t'accepterai. » Et le mari, lui, n'entend pas que sa femme dit : « Je suis capable de te donner chaleur et affection si tu arrêtes de m'obliger à faire ce que tu veux. » Tout ce qu'il entend, c'est : « Cela renforce ma croyance profonde, qui est que personne ne peut me donner de la chaleur et de l'affection. »

Nous voyons ainsi ces mécanismes d'autoprotection, pourtant construits pour essayer d'éviter une désillusion de plus, se mettre malheureusement à secréter une sorte de prophétie auto-réalisatrice qui va nous amener à renforcer notre construction du monde et à être ainsi davantage convaincus des dangers du changement s'il survient : car si quelque chose de nouveau se passe, ça ne sera que transitoire et limité, une source de désillusion de plus.

Pour le moment je décris cette situation de thérapie de couple comme si le thérapeute n'y était pas inclus. Dans l'étape ultérieure vous verrez que le thérapeute y joue, bien sûr, un rôle important. Mais je suis en train de décrire le processus par lequel je suis passé pour constituer ce concept de résonance.

Je voudrais faire remarquer quelque chose de particulier. C'est que ce couple s'est sculpté de manière telle que chacun des deux membres se comporte de manière à renforcer la croyance profonde de l'autre : il n'y a pas seulement projection. C'est à dire qu'il n'y a pas uniquement le fait que l'homme voit ses parents dans cette femme. Il y a aussi le fait que cette femme se comporte de manière telle qu'elle renforce chez l'homme la conviction que de toute façon il ne peut recevoir ni chaleur ni affection et qu'il a donc besoin de garder son armure fermée et de ne pas s'exposer. En même temps, cet homme n'est pas uniquement en train de projeter sur cette femme ce qu'il a vécu avec ses parents, mais il est en train de renforcer cette femme dans l'idée que de toute manière elle ne peut être acceptée que si elle se comporte de manière telle qu'on le souhaite. Et ainsi il l'aide, il lui permet de conserver son armure et il la protège.

Cet exemple est intéressant car il montre bien que ce que nous vivons avec l'autre ne concerne pas seulement quelque chose qui est lié à notre histoire, mais que cette dernière, simplement, nous sensibilise. Notre histoire peut nous vulnérabiliser et faire en sorte qu'un élément soit amplifiable ou pas. C'est comme s'il y avait sous notre lit un dragon qui dormait et pouvait se réveiller selon la note musicale qui serait émise. Pour toute une série de notes, il resterait endormi et on ne le verrait pas apparaître.

On aurait pu imaginer un couple dans lequel l'homme désire affection et chaleur ; où la femme n'a pas les problèmes de cette femme-ci qui vit comme une obligation la demande qu'il lui a faite. On aurait imaginé alors qu'elle ait pu lui offrir cette affection et qu'à partir de cette situation où il aurait vu agir cette femme autrement que ses parents n'ont agi avec lui, il n'aurait pas été impossible que ce couple se transforme en couple thérapeutique. L'homme aurait alors découvert qu'il peut accepter, grâce à l'expérience affective vécue avec elle, qu'on lui offre chaleur et tendresse.

Je crois en effet que les couples, tous les couples, sont potentiellement thérapeutiques. Quand les couples viennent nous voir, ils nous parlent des éléments qui leur posent problème ; mais ils ne se rendent pas compte que chacun a aidé son conjoint à assouplir certaines croyances profondes, ce qui fait que la personne a été enrichie. En général, on ne s'en aperçoit même pas, car on se rend compte très fréquemment de ce qui ne va pas, et pas souvent de ce qui va. Ce qui fait qu'un couple va être thérapeutique, c'est que mon conjoint ne va pas entrer dans la danse à laquelle je l'invite. Alors, soit il advient que cette danse est tellement importante pour moi que je préfère le quitter, soit je reste. Mais si je reste et que de manière répétitive je n'arrive pas à faire danser à l'autre la danse que je souhaite, je finirai peut-être par découvrir que d'autres pas de danse peuvent exister.

Ce que j'ai donc découvert, à travers le fonctionnement d'un couple, c'est que les deux membres du couple appartiennent à un système en interrelation qui tente de maintenir une stabilité, en l'occurrence la stabilité des croyances profondes de chacun des membres du couple. Chacun va ainsi faire ce qu'il faut pour renforcer chez son conjoint une idée préconçue, qui est importante pour lui parce qu'elle le protège de la douleur. Ce que j'ai donc appris à partir de ce modèle de fonctionnement du couple, c'est que notre comportement n'est pas uniquement fonction de notre passé. Notre passé ne fait que nous sensibiliser à certains traits de comportement que nous pouvons amplifier dans le présent pour renforcer les croyances de l'autre. J'ai ainsi découvert que ce que nous faisons dans un couple n'est pas uniquement lié à notre histoire, mais aussi à l'utilité que cela a pour notre partenaire. Cette utilité consiste en général à maintenir intactes les croyances profondes du partenaire et à l'aider ainsi à ne pas ouvrir son armure, à ne pas s'exposer.

C'est comme si nos émotions, nos comportements, avaient pour utilité d'aider le système constitué par nos croyances mutuelles à maintenir une certaine stabilité. C'est comme s'ils avaient une utilité dans un système moins constitué d'individus que de constructions du monde. Ce sont ces constructions du monde qui vont déterminer ce qui va amplifier en nous une sensibilité spécifique.

Pour moi, c'est là un point fondamental : nous découvrons que notre comportement, notre vécu et nos émotions sont, certes, liés à notre histoire, mais non réductibles à cette histoire ; sont liés à notre passé mais non réductibles à notre passé. Et, dans le système de couple, je vais jusqu'à dire que ce comportement ne serait peut-être pas apparu chez l'un, s'il n'avait pas cette fonction de renforcer une croyance chez l'autre.

Notre passé, en effet, nous sensibilise mais ne nous condamne pas. Mon comportement ne va s'amplifier dans une direction particulière, mon sentiment ne va surgir en une création spécifique que si cela a pour utilité de renforcer la croyance profonde de l'autre et de l'aider à ne pas être en danger de changement.

C'est cette théorie que j'ai reprise dans le contexte du couple thérapeute/patient, en essayant de voir dans le sentiment du thérapeute quelque chose qui n'est pas lié à son histoire passée seulement, quelque chose qui n'est pas que du contre-transfert, mais en me demandant quelle est la fonction du vécu du thérapeute pour son patient, pour la construction du monde de son patient. Je me suis intéressé aussi au comportement et au vécu du patient, non seulement en lien avec son histoire propre, mais également par rapport à leur fonction vis-à-vis de la construction du monde du thérapeute.

## 2. La fonction de la résonance dans la relation d'aide

Je vais vous donner quelques exemples pour vous expliquer en quoi ces mécanismes que l'on voit surgir dans un couple en thérapie peuvent également apparaître entre un thérapeute et son patient.

Un jour, alors que je terminais une séance de psychothérapie, sonne une nouvelle patiente. En général, quand un nouveau patient sonne, je vais ouvrir moi-même, autrement je me contente d'appuyer sur un bouton et les gens entrent dans la salle d'attente.

Là, je vais ouvrir à ma nouvelle patiente et cette personne, à qui je propose d'entrer et de patienter en salle d'attente, me répond :

« Mais c'est l'heure de ma séance ! » Je lui demande alors de m'excuser et lui dis que je serai rapidement à elle. Elle me dit d'un ton glacé : « J'espère que vous me rendrez les minutes que vous me volez. » Et elle entre dans la salle d'attente. Je retourne à mon cabinet en sentant une douce irritation m'envahir.

Bien entendu, on peut me demander à quoi me renvoie ce sentiment que je vis avec cette personne : quelle est la situation que je revis et qui produit en moi ce sentiment d'irritation ? Mais on peut également se demander quelle est l'utilité pour elle que je me sente irrité : à quoi lui sert que ce type de relation se soit créé aussi rapidement ?

Si je suis cette hypothèse d'une fonction de mon vécu pour le système que nous constituons à deux, je peux encore me poser la question de ce qu'est sa fonction pour moi.

Généralement, en séance, le thérapeute n'a guère le temps de se poser cette question-là. Mais on peut se poser en séance la question suivante : en quoi cette patiente a-t-elle besoin que je me sente irrité par rapport à elle ? Peut-être, par exemple, est-ce une femme qui est habituée à être rejetée et qui s'est créée une armure ? Ce qu'elle me montre, c'est qu'elle souhaite ne pas être rejetée mais en même temps qu'elle n'arrive pas à y croire. Dans quelle mesure alors n'est-elle pas en train de m'inviter à faire ce qu'il faut pour qu'elle n'ait pas à ouvrir son armure et à s'exposer ?

Et effectivement, plus tard, quand je lui demanderai si elle a l'impression d'être en général toujours bien accueillie et si elle a l'impression d'être une personne qui trouve sa place facilement, elle me répondra que sa vie n'cst faite que de rejets, de successions de situations où elle s'est sentie mise sur le côté par ceux qui l'entouraient.

Ce qui est intéressant, c'est que, quel que soit l'aspect personnel qui me rende sensible à un élément, cet aspect personnel est nécessaire mais non suffisant. Il faut encore que ce vécu ait une fonction dans la relation qui va se créer entre elle et moi. C'est pourquoi, quand nous sommes dans une situation de psychothérapie ou de relation d'aide et que nous vivons quelque chose qui nous sort de notre neutralité bienveillante, il me semble important de nous demander, non seulement à quoi cela nous renvoie, mais également quelle est l'utilité pour les croyances profondes de l'autre que nous vivions cela.

On pourrait alors penser que chaque fois qu'on est dans une situation d'aide et qu'on sort de sa neutralité bienveillante, il faut se méfier. Mais les choses ne sont pas aussi simples. Je vais vous raconter un autre exemple.

Il s'agit d'une de mes patientes, une femme assez jeune qui passait beaucoup de temps à pleurer. Elle sollicitait apparemment affection et gentillesse et me faisait penser à un oisillon tombé du nid.

Une fois, elle se trompe de rendez-vous et arrive quelques jours avant le rendez-vous prévu. Par hasard, j'avais quelques minutes ; je la reçois pour lui demander s'il y a une urgence ou quelque chose de particulier qui se passe, et je lui dis qu'autrement je la reverrai la prochaine fois, à la date convenue. La patiente me dit qu'effectivement il n'y a pas d'urgence et s'en va. La séance suivante elle me dit :

« Je n'ai pas du tout aimé ce qui s'est passé la dernière fois.

— Ah, lui dis-je, pourriez-vous m'expliquer ? »

Elle me dit : « J'étais arrivée en me trompant de rendez-vous et, plutôt que de me dire simplement : "Madame, vous vous trompez de rendez-vous. À la semaine prochaine", vous me recevez avec gentillesse, vous vérifiez qu'il n'y a pas urgence et que tout va bien. Vous êtes comme ma mère. Vous n'arrivez pas à m'accepter comme adulte. Vous n'arrivez à me voir que comme quelqu'un à protéger. »

C'est intéressant ici car on voit qu'il y avait, à côté des éléments personnels qui ont pu faire que je me comporte de manière protectrice, une sorte de sculpture qui s'est opérée dans le système de la relation entre nous deux : mon comportement a renforcé sa croyance profonde que personne ne peut la traiter comme une adulte, qu'on ne peut que la protéger et donc ne pas la respecter.

Ce que l'on pourrait dire, donc, c'est que, quel que soit le sentiment que nous vivons dans une relation d'aide, qu'il soit d'ordre relativement négatif (comme de l'irritation ou un sentiment d'indifférence) ou qu'il soit un sentiment apparemment positif, il est important de toujours se demander quelle est l'utilité de ce vécu pour l'autre et de vérifier à ce moment-là que ce n'est pas quelque chose qui renforce une croyance profonde ou qui l'aide à maintenir une armure pour ne pas oser se confronter au changement.

Maintenant, faisons un pas de plus et intéressons-nous alors à la fonction de ce vécu, de cette résonance, dans un contexte qui va au-delà du couple, dans la vie quotidienne ou dans une relation d'aide.

## 3. La fonction de la résonance au sein de systèmes humains élargis

Là aussi, je vais partir d'un exemple que j'ai vécu, pour essayer de décrire le processus que je voudrais vous expliquer.

J'avais été invité un jour par un psychiatre, qui dirigeait la formation des jeunes post-gradués dans un hôpital de New York, à donner un séminaire de formation. Nous avions décidé que le psychiatre qui m'avait invité devait faire une séance avec une famille, que le reste des participants suivrait sur le circuit vidéo et qu'il interromprait ensuite pour venir réfléchir avec moi et les participants, avant d'aller reprendre la séance (les patients sachant, bien sûr, que cette séance était suivie par des collègues.) Il s'agissait d'une famille portoricaine avec d'assez gros problèmes psychosomatiques.

Après un entretien au demeurant extrêmement intéressant, le psychiatre remercie la famille et lui explique qu'il va réfléchir avec moi à partir de cet entretien puisqu'il la convoquera pour une autre séance afin de lui faire part de nos conclusions. Je suis un peu surpris et j'envoie un de mes collègues demander à la famille d'attendre et au psychiatre de rejoindre le séminaire. Lorsqu'il arrive, je lui rappelle que nous avions convenu qu'il verrait la famille, lui demanderait d'attendre pendant qu'il réfléchirait avec moi à la situation et qu'il irait continuer la séance.

« Ah ! me dit-il, maintenant que tu en parles, effectivement, je m'en souviens. »

Alors je lui demande : « Dis-moi, entre nous, crois-tu vraiment que je peux t'aider ?

— Mais bien sûr, me répond-il. Si je t'ai invité, c'est pour profiter de tes connaissances et parce que je pense que tu peux m'aider. » J'insiste alors un peu plus et, pas très à l'aise, il finit par me dire :

« Pour moi, l'aide est quelque chose qui doit exister dans la permanence. Or tu viens pour une journée, tu viens m'aider une fois, mais après je ne te verrai plus. Effectivement, il est peut-être vrai que, pour moi, une aide qui n'est que ponctuelle n'est pas satisfaisante. »

Je me demande alors si ce vécu du thérapeute est quelque chose d'exclusivement lié à lui ou s'il a été amplifié par la famille qu'il voit. Je lui propose de revenir en séance et d'explorer avec eux cet aspect : l'aide qu'on reçoit n'est malheureusement souvent que ponctuelle.

Il reprend la séance et explore donc ce thème. À notre grand étonnement, nous voyons alors la famille changer complètement de comportement ; ces gens deviennent plus loquaces et expliquent au thérapeute comment, dans leur vie, aucune aide n'est permanente, que ce soit de la part de leur famille proche ou de celle des institutions auxquelles ils s'adressent… Une autre forme de relation commence alors entre le thérapeute et la famille, où on les sent alliés dans la recherche d'une autre manière de voir les problèmes qui se posent.

Voilà donc un exemple où il semble que le thérapeute, parmi ses différentes constructions du monde, partage avec cette famille celle de la nécessité de la permanence pour qu'une aide soit vraiment utile. Et c'est comme si, dans cette rencontre entre cette famille et ce thérapeute, un système s'était constitué pour tenter de renforcer leur croyance respective autour de ce thème particulier de la permanence ou de la ponctualité d'une aide.

Ce qui est intéressant par ailleurs, c'est que ce psychiatre me dira par la suite qu'il comptait recevoir la famille pour le séminaire, puis proposer à l'un des jeunes psychiatres qu'il supervisait de reprendre cette psychothérapie. Nous nous rendons compte ainsi que si nous n'avions pas analysé cet aspect d'intersection entre deux constructions du monde, il risquait d'entrer dans une situation de répétition où il aurait renforcé chez cette famille la croyance que toute aide ne peut être que ponctuelle.

Voici un autre exemple montrant comment une sorte de règle commune s'amplifie chez différents membres d'un même système. L'amplification a pour utilité de renforcer les croyances des différents systèmes en interrelation et ainsi de maintenir la stabilité de ces croyances.

J'avais été un jour invité dans un hôpital nord-américain à venir donner une conférence à l'équipe. J'étais un peu en avance et on m'avait demandé d'attendre en m'installant sur un sofa, face à des chambres de patients.

J'attends. Je vois alors sortir d'une des chambres une très jolie jeune fille avec une serviette autour de la tête. J'imagine qu'elle vient de se laver les cheveux. Puis, sort de sa chambre un beau jeune homme en costume avec une belle cravate. Je me dis alors : « On dirait un soignant. C'est intéressant que le soignant sorte de la chambre après sa patiente et pas l'inverse… » Enfin, j'étais en train de rêver en attendant que l'on m'appelle. Je donne ensuite ma conférence et je reconnais parmi les personnes qui y assistent le soignant que j'ai vu sortir de la chambre de la jeune fille. À la fin de mon intervention, il lève la main et me dit qu'il veut parler d'un cas qui pose problème à l'équipe qui m'a invité. Il m'explique qu'une jeune fille, très jeune et très jolie, est entrée à l'hôpital pour une pathologie assez difficile et que tout le monde a été surpris par la coalition qu'elle semblait faire avec son père par rapport au reste de la famille. J'apprends également que dans cet hôpital, lorsqu'un patient arrive, on attend que l'équipe se réunisse pour décider si ce patient sera vu en individuel ou en famille et quel membre de l'équipe le suivra en thérapie.

Dans ce cas particulier, quelque chose s'est passé qui a fait que dès que ce soignant et cette patiente se sont vus, ils se sont choisis comme thérapeute et comme patiente. Le reste de l'équipe, bien sûr, s'est sentie extrêmement irritée par cette rupture de la règle.

Ce qui me frappa alors, c'était la répétition de quelque chose qui avait déjà été décrit. En effet, on m'avait décrit cette fille en coalition avec son père contre le reste de la famille, et la voici en coalition avec un soignant contre le reste de l'équipe. Et le soignant me demande, à moi le conférencier, d'être en coalition avec lui contre le reste du staff qui est là. C'était comme si différents systèmes (le système de la famille d'origine de la patiente, celui de l'équipe et celui constitué par l'équipe et moi-même lors de cette conférence) étaient en intersection autour du même thème, celui de la coalition d'une personne avec quelqu'un d'une autre génération ou d'un autre niveau hiérarchique, contre le reste des participants de ces systèmes. C'était comme si chacun des systèmes arrivait avec de multiples règles et qu'il s'opérait à un moment donné, par essais et erreurs, le choix d'une règle commune à ces différents systèmes, une règle qu'il fallait maintenir pour les aider peut-être eux-mêmes à maintenir une sorte de conviction profonde commune.

J'ai alors également fait l'hypothèse suivante : il n'était pas impossible que ce soignant ait lui-même connu une situation du même type dans sa famille d'origine. L'intersection, alors, n'était pas seulement entre le système familial de la patiente, celui de l'équipe et celui de l'intervention à laquelle je participais, mais en même temps, avec le système de la famille d'origine du thérapeute.

Tout en lui disant que ce n'était pas le lieu d'une supervision personnelle, je lui ai alors demandé de me répondre simplement par oui ou par non sur ce point : n'avait-il pas eu l'impression, dans sa famille d'origine, qu'un membre de la famille pouvait être en coalition avec l'un des parents contre le reste de la famille ? En riant, il a tout de suite dit : « Bien sûr ! Moi avec ma mère, contre le reste de la famille ! »

Ce qu'on voit apparaître là, c'est une règle, un élément, qui appartient simultanément à différents systèmes humains. Lorsque des systèmes humains se rencontrent, c'est comme si, par essais et erreurs, un comportement particulier finissait par apparaître. Ce comportement, qui va se dérouler à l'intersection des différents systèmes, va renforcer une conviction commune à chacun de ces systèmes et protéger un équilibre apparemment important pour leurs membres.

Le concept de résonance est donc utilisable à la fois dans les relations à deux, dans la famille ou dans des contextes plus larges que la famille. La résonance n'est pas une situation d'empathie, ni une relation de contre-transfert. Ce concept prend toute son originalité quand on se demande quelle est l'utilité de ce vécu par rapport à la construction du monde des autres membres du système et à ma propre construction du monde. C'est en cela que ce terme est systémique : il s'agit d'un concept qui a une fonction non seulement dans mon système spécifique à moi, mais aussi dans le système constitué avec les autres. Quelle est l'utilité pour l'homéostasie (c'est-à-dire pour l'équilibre des croyances des membres du système dans lequel je vis) que ce sentiment et ce comportement émergent en moi ?

Cela signifie, quand différents systèmes sont en intersection autour d'un même thème, que si l'on modifie le comportement ou le fonctionnement d'un des systèmes en jeu, le reste des systèmes peut changer également.

Ce que ces premières étapes nous permettent déjà de dire, c'est que nous ne sommes pas prisonniers à tout jamais des expériences passées, pas plus que des constructions du monde que nous nous sommes construites pour nous protéger. Qu'est-ce qui nous permet alors de ne pas rester prisonniers de ces constructions du monde ? Qu'est-ce qui nous permet de dépasser les expériences douloureuses et difficiles que nous avons vécues dans notre histoire ? C'est entre autres la flexibilité des systèmes auxquels nous allons appartenir. C'est la capacité de ces systèmes humains à nous aider à aller au-delà de la prophétie auto-réalisatrice, au delà de la répétition. C'est d'appartenir à des systèmes suffisamment flexibles pour que nous ne voyions pas nos croyances profondes renforcées encore et encore.

Je dirai donc que ce n'est pas uniquement dans les systèmes d'aide « officiels » que nous pouvons dépasser les douleurs et l'emprisonnement du passé. Il existe toutes sortes de contextes, aussi bien familiaux, organisationnels, que de travail ou d'amitié, dans lesquels le fait que l'autre ne renforce pas nos croyances profondes ni nos constructions du monde nous permet, à partir de la répétition de cette expérience novatrice, d'exporter petit à petit ce vécu dans d'autres circonstances. D'une certaine manière notre résilience est liée, pour moi, en grande partie à la capacité des systèmes auxquels nous appartenons de nous aider à ne pas être obligés de rester dans la répétition et le renforcement de notre croyance profonde, et de nous aider à éviter les prophéties auto-réalisatrices qui nous protègent en nous rigidifiant et en nous empêchant de grandir.

## 4. L'objectivité est-elle indispensable à la rigueur ?

Traditionnellement, on dit qu'il n'y a pas de science sans objectivité. Il n'y a de science que dans la mesure où différents observateurs vont pouvoir décrire la même situation ou les mêmes résultats d'après une expérience identique. Or ce que nous découvrons, et que vous verrez dans la simulation que nous ferons plus tard, c'est qu'il est extrêmement difficile, dans le domaine des relations humaines, de pouvoir séparer ce que nous voyons de qui nous sommes. On peut, bien sûr, rêver d'arriver à une asepsie telle que ce que nous voyons puisse être vu de la même manière par tout le monde ; et il existe effectivement des classifications, comme celle du DSM IV, qui permettent de se mettre d'accord sur la définition d'une anorexie ou d'une dépression. Mais pour ce faire, nous devons réduire ce qui se passe à un dénominateur commun minimal. Dès que nous sommes face à une situation réelle, les choses sont beaucoup plus complexes. On pourrait m'objecter alors : « Tu nous décris une situation où l'observateur, l'intervenant, n'est pas séparable du système qu'il observe et n'est pas séparable du système où il intervient. Mais comment peut-on alors construire une science dans un monde où l'objectivité n'est plus la règle centrale ? » Je vais essayer de réfléchir avec vous afin de voir si l'idée de ne pas penser en termes d'objectivité nous empêche d'émettre des hypothèses, de les vérifier et de faire un travail rigoureux.

Avant de vous parler de manière plus précise de ce domaine où on ne peut séparer ce que l'on voit de qui on est, je voudrais évoquer rapidement avec vous, dans le domaine des thérapies familiales, l'évolution qui a permis d'arriver progressivement à une approche où ce qui compte n'est pas tant ce qui est vrai que ce que l'on construit. À partir de ce moment-là, l'important n'est pas l'objectivité de ce qui est vrai, mais bien la manière dont on va utiliser ce que l'on construit dans un contexte donné, pour pouvoir ouvrir les champs du possible et rendre plus flexibles les relations de ceux qui nous entourent et les nôtres.

Dans le domaine des thérapies familiales, je distinguerai trois étapes successives :

– La première date de 1956. C'est le moment où une équipe de personnes dirigées par l'anthropologue Gregory Besson et le psychiatre/psychanalyste Don Jackson, au Mental Research Institute à Palo Alto, aux États-Unis, crée le concept de double contrainte.

Qu'est-ce qu'une double contrainte ? C'est une situation où quelqu'un demande à quelqu'un d'autre quelque chose (au niveau verbal, par exemple) et envoie en même temps, au niveau non-verbal, un message qui signifie le contraire.

Prenons un exemple. Imaginons une mère qui dit à son enfant : « Mon chéri, viens sur mes genoux. » Mais quand l'enfant approche, la mère se raidit. L'enfant est donc confronté à un double message qu'il n'a pas la capacité de pouvoir analyser, dont il ne peut relever l'incongruité, et par ailleurs il dépend affectivement de sa mère d'une manière telle qu'il ne lui est pas possible de ne pas répondre à sa demande.

Le premier texte où apparaît cette double contrainte parle de l'enfant comme de la victime et de la mère comme celle qui prend au piège. C'est donc une sorte de lecture où quelqu'un envoie un message piégé à quelqu'un d'autre. La question que l'on se pose, dans cette lecture, c'est ce que l'un fait à l'autre. Et c'est en grande partie cela que les médias reprendront quand ils parleront d'antipsychiatrie ; ils essaieront de montrer comment le patient, celui qui est décrit comme un malade mental, est victime de messages incongrus et contradictoires envoyés par la famille ou par la société.

– Mais dès 1959 apparaît un autre article publié par un des signataires du texte de 1956 sur la double contrainte, qui s'appelle Jay Haley. Ce que Haley va montrer, c'est que lorsque la mère va dire à l'enfant : « Mon chéri, viens sur mes genoux », l'enfant va venir sur ses genoux, prendre son collier et lui dire : « Oh maman ! Quel beau collier tu as ! Et quelle belle broche tu as ! » Ce qui fait que la mère ne sait plus si l'enfant est venu pour le collier, pour la broche ou pour elle. À partir de ce moment, le problème n'est plus de savoir ce que l'un fait à l'autre, mais ce qu'ils font ensemble. Car, comme le dit Haley, à partir de ce moment, on ne sait plus qui vient en premier, de l'œuf ou de la poule, on ne sait plus qui piège qui.

Ce passage a été fondamental dans le domaine des thérapies de familles. On est passé alors d'une vision du monde qui était : « Qui fait quoi à qui ? », à une autre qui est : « Que font-ils ensemble ? » Et les thérapeutes familiaux ont travaillé, à partir de l'année 59, avec l'idée que le patient était la relation. Le patient n'était pas tant la mère ou l'enfant, ce n'étaient pas tant les personnes que l'on voyait, que leur relation, qui faisait qu'ils se trouvaient dans des contextes insupportables.

– Ce n'est que depuis les années 80, à partir d'un ouvrage de Paul Watzlawick, que l'on a commencé à s'intéresser moins à ce qu'« ils font » qu'à ce que « nous faisons ensemble », ce « nous » impliquant alors l'intervenant, le thérapeute et celui qui est pris dans la relation d'aide. Il y aurait donc trois étapes successives : « Qu'est-ce que l'un fait à l'autre ? », « Qu'est-ce qu'ils font ensemble ? », « Qu'est-ce que nous faisons ensemble ? » Watzlawick, dans cet ouvrage, introduit à la fois les travaux de biologistes chiliens comme Umberto Maturana ou Francisco Varela (montrant, par exemple dans le domaine de la vision, que ce que nous voyons n'existe pas forcément tel quel à l'extérieur de nous, mais apparaît à l'intersection de ce qui nous parvient et de la constitution neurologique de notre rétine, qui fera par exemple, sous certaines conditions d'expérience, que nous pourrons voir bleu-vert une lumière blanche), et les travaux de Heinz Von Foerster qui insistent sur le fait qu'il n'y a pas un observateur et un système observé, mais qu'il n'existe que des systèmes qu'il appelle « observants », où l'on ne peut séparer l'observateur du système observé. Cela sera à l'origine de ce qu'on appelle la cybernétique de second ordre : la cybernétique de premier ordre porte sur la relation entre A et B, où A va agir sur B et B réagir sur A. Quant à la cybernétique de second ordre, elle intègre l'observateur qui décrit le cycle constitué par A qui agit sur B et B qui agit sur A, comme un participant de ce cycle.

À partir de cette cybernétique de second ordre, le psychothérapeute dit « systémique » (parce qu'il s'intéresse au système des relations entre ceux qui le consultent) est fondé à penser davantage en termes de système thérapeutique (système constitué par le patient et lui, par le couple ou la famille qu'il voit et lui) qu'en termes de système familial.

Et c'est dans ce contexte que vous verrez en quoi la résonance permet au thérapeute – ou à la personne qui est dans une relation d'aide – à la fois d'accepter que ce qu'il voit n'est pas séparable de lui-même, et pourtant, en même temps, de faire des hypothèses, de les vérifier et d'intervenir.

L'analyse de la résonance permet donc au thérapeute d'agir sur ce qui agit sur lui. Il récupère transitoirement sa liberté, donc sa responsabilité, tout en étant membre d'un système humain. L'approche systémique constructiviste peut donc coexister avec les conditions nécessaires à l'éthique.

## *Questions du public*

MONY : Martine dirige avec ses collègues un centre remarquable, le Centre des Buttes-Chaumont, spécialisé dans les problèmes de violences sexuelles et d'abus, ainsi que dans le travail avec les familles maltraitantes.

MARTINE NISSE[1] : Quand j'ai été formée par Mony, il y a de nombreuses années, cette idée de résonance n'était pas encore développée dans mon esprit. Dans les années 80, j'avais l'habitude d'appeler cela « conflit en miroir », par rapport aux systèmes maltraitants dont je suis spécialiste. On observe ce type de conflit dans les équipes qui sont dans une impasse au niveau de la réflexion, et qui viennent nous solliciter pour retrouver un peu de créativité et déboucher sur quelque chose qui serve à développer les compétences de la famille. Apparemment, Mony, tu nous dis qu'on constate la résonance, et qu'après analyse on peut en tirer parti ?

MONY : Je dis que le vécu du thérapeute est lié à lui, mais ne lui est pas réductible. Si vous vous vivez paralysé en ne comprenant rien, c'est lié à vous, mais ce n'est pas seulement une projection ; c'est quelque chose qui a été amplifié en vous pour protéger la manière dont les autres construisent le monde. Très fréquemment, on ne pense même pas à analyser la résonance, parce que cela marche bien, parce qu'il y a un décalage entre la façon dont nos patients vivent ce thème et la façon dont nous le vivons. À partir de cette différence, nous avons la possibilité de ne pas entrer dans un renforcement mutuel de constructions du monde. Ce n'est que lorsque nos constructions du monde sont très proches que ça « coince », et alors un travail d'analyse est important.

MARTINE NISSE : Merci. C'est exactement ce que je voulais entendre.

JEUNE FEMME DANS LE PUBLIC : Le problème est que, lorsqu'il n'y a pas suffisamment de décalage, nous n'en sommes pas conscients ?

---

1. Martine Nisse et Pierre Sabourin sont deux des trois fondateurs du Centre de thérapie familiale des Buttes Chaumont (Paris), spécialisé dans la prise en charge thérapeutique des victimes et auteurs de violences familiales.

MONY : Nous n'en sommes pas conscients, mais ça marche...

JEUNE FEMME DANS LE PUBLIC : Tu expliques que s'il n'y a pas suffisamment de décalage, on est trop collé à la famille. On renforce alors leur construction du monde, et on ne peut donc pas les faire avancer.

MONY : Lorsqu'il y a un décalage, il n'y a pas de problème. C'est quand il n'y en a pas que cela vaut la peine d'en parler avec des collègues. Et on s'en rend compte lorsqu'on tourne en rond. Si on tourne en rond, c'est qu'il y a une fonction à tourner en rond. Je vous encourage à créer des groupes de quelques personnes afin de pouvoir réfléchir entre vous sur les situations que vous rencontrez. Il n'est pas utile d'avoir parmi vous des gens particulièrement compétents. La position différente de vos collègues suffira à leur faire prendre conscience de ce que vous voyez difficilement. Dans les formations, on touche parfois quelque chose et tout le monde rit, sauf une personne qui dit ne pas comprendre.

Je vous en donne un exemple : je me trouve à Berkeley où je supervise une équipe de thérapie familiale. Un de mes étudiants, bon psychiatre, voit un couple dont la femme dit en avoir assez des hommes en raison de leur incompétence... Le psychiatre revient derrière le miroir sans tain et nous dit ne rien comprendre et se sentir « nul ». Alors l'ensemble du groupe se met à rire, à l'exception de ce psychiatre qui ne fait pas le lien entre sa situation et celle décrite par cette femme. On se rend alors compte des éléments qui ont été amplifiés chez lui pour protéger les constructions du monde des membres de ce couple.

La règle est que lorsque vous vous sentez bloqué, cela vaut la peine de demander à un tiers de venir réfléchir avec vous. L'intérêt de cette démarche réside dans le décalage des constructions du monde.

Nous allons maintenant passer à la simulation pour vous montrer que ce que vous observez est lié à vous, mais non pas réductible à vous. Pour ce faire, dans la salle des volontaires vont imaginer une histoire qui les amène à consulter.

## *Simulation d'un premier entretien de thérapie familiale*

MONY : Bonjour, que puis-je faire pour vous ?

LE PÈRE : Nous sommes venus vous consulter parce que nous savons que vous êtes un grand spécialiste de l'aide aux familles. Et nous avons de gros soucis avec Pierre, notre fils, qui est là-bas…

LA MÈRE : … il a fait des bêtises.

MONY : Oui, Madame, lesquelles ?

LA MÈRE : Il rate l'école et, dernièrement, il a voulu s'ouvrir les veines… enfin, ça ne va pas du tout.

MONY : Encore quelques questions. Vous, Madame, vous êtes… ?

LA GRAND-MÈRE : La grand-mère.

MONY : Vous êtes la maman de qui ?

LE PÈRE : C'est ma maman.

MONY : Et vous, vous êtes… ?

LA PETITE SŒUR : La petite sœur.

MONY : Quel âge avez-vous et comment vous appelez-vous ?

LA PETITE SŒUR : J'ai seize ans et je m'appelle Aurélie.

MONY : Et vous êtes Pierre et vous avez… ?

PIERRE : J'ai dix-huit ans.

MONY *(à l'assistance)* : À ce stade, je vais vous demander de me dire ce que vous avez vu.

MATTHIEU : Le jeune qui pose problème est à l'écart. D'un point de vue spatial, il est excentré.

MARTINE : Je remarque une certaine proximité entre le père de Pierre et sa propre mère.

MICHELINE : Je ferai la même réflexion, en ajoutant toutefois que le père est marié avec sa propre mère plutôt qu'avec son épouse.

CLAIRE : Je n'irai pas jusque-là. Je constate seulement que la grand-mère est entre les deux membres du couple.

JACQUELINE : Je constate que les deux hommes sont séparés par trois femmes.

SAMUEL : J'ai l'impression que le père est venu soit pour faire plaisir à sa propre mère, soit à sa femme.

LAURENCE : Je voudrais m'exprimer, non pas sur la position des personnes, mais sur la difficulté de la mère à dire que son fils a tenté de se faire du mal physiquement.

MONY : Vous pouvez voir comment différentes personnes ont été intéressées par des choses différentes. Même lorsqu'elles se sont intéressées au trio couple/grand-mère, elles ont remarqué des aspects différents. Et effectivement, il est très difficile, lorsque nous voyons une famille, de faire comme s'il y avait des choses objectivement visibles par tous. Bien sûr, nous pouvons créer un DSM IV, avec des classifications, qui sont comme autant de tiroirs permettant à des gens différents d'avoir l'impression de décrire la même chose. Ce faisant, on évacue toute une série d'aspects spécifiques à l'individu, pour ne garder que ce qui est de l'ordre du dénominateur commun.

Je vais vous montrer que ce que vous voyez est quelque chose qui se passe devant vous, mais aussi qui vous touche.

Matthieu nous dit que le jeune à problèmes est excentré, ce que personne n'a pu manquer de constater. Est-ce que l'envahissement est un thème important pour toi ?

MATTHIEU : Non. Mais, par contre, l'autonomie oui.

MONY *(au public)* : Le concept important pour lui, c'est l'autonomie. Matthieu est touché par le fait que le garçon prend une position distante. Ce n'est pas la question de l'envahissement qui le dérange. Lorsque je pose la question à Matthieu, je suis alors en jeu aussi. Je ne suis pas extraterritorial : il n'y a pas d'extraterritorialité en ce qui concerne la résonance.

Que se passerait-il si Matthieu, le thérapeute, défendait l'autonomie de telle sorte que cela renforce les croyances de la famille ? Il ne faut analyser ce qu'on vit que si la situation s'enraye ; dans ce cas, il pourrait être intéressant d'analyser ce qui se passe, avec cette famille, par rapport à l'autonomie, et qui fait que nous nous bloquons, si c'est le cas.

En vous fondant sur les hypothèses que je fais en ce moment, ce que vous ressentez va vous apparaître non comme une projection de votre part, mais comme quelque chose qui a été amplifié en vous par le scénario que la famille a préparé. Très souvent, en effet, il suffit de peu de temps pour que, sur un plan non-verbal, la famille vous envoie toute une série de messages exprimant ce qui est important pour eux. D'ailleurs, pour moi, la première séance est la plus importante. Et les premières minutes de la première séance sont les plus cruciales ; si vous les enregistrez et les repassez en fin de thérapie, vous verrez combien elles font sens. Martine, elle, nous dit qu'elle observe une proximité entre le père de Pierre et sa propre mère, et nous pouvons tous voir que cette mère est entre les deux membres du couple. L'intéressant, ici, est de constater que Martine ne nous parle pas de cela, mais de proximité.

Martine, même si ce n'est pas ici le lieu pour des questions d'ordre personnel – donc réponds simplement par oui ou par non – as-tu le sentiment que, dans ta famille d'origine, le concept de proximité était particulièrement important ?

MARTINE : Oui, absolument.

MONY : Martine vient de nous dire que la proximité est une notion importante pour elle. Mais il apparaît qu'une distance entre l'autre et soi-même, est également importante. Si elle travaillait avec la famille, j'aurais demandé à Martine d'aller vérifier ce concept de proximité, de voir dans quelle mesure ils n'ont pas amplifié cela chez elle, et dans quelle mesure une tentative de lutter contre cette proximité ne va pas soulever dans la famille toute une série de comportements leur faisant renforcer leur propre construction du monde.

Micheline, pour sa part, nous dit que le père est marié avec sa mère plutôt qu'avec son épouse. C'est intéressant, car ce commentaire est très proche de celui de Martine. Martine, elle, parle de proximité, et Micheline de mariage. Qu'est-ce qui vous semble important dans le mariage ?

MICHELINE : On épouse une autre famille. Les choix sont multiples après, mais ce n'est pas aussi simple que cela.

MONY : Donc, tout mariage est une union à une autre famille... comme s'il y avait chez Micheline quelque chose en rapport avec cette idée : après le mariage, on doit se trouver un espace au sein du système « famille »... J'aurais alors demandé à Micheline d'aller vérifier dans sa famille ce qu'il en est pour eux de cette conception que le mariage amène à épouser une autre famille, une autre tradition. À ce propos, un ami, Carl Whitaker, disait qu'un mariage c'est comme deux ambassadeurs se rencontrant pour essayer de créer un troisième pays, et qui se disputent pour tenter de reproduire les règles de leur pays d'origine. L'intérêt de cette image, c'est cette idée qu'on ne rencontre pas quelqu'un comme s'il n'était issu de rien. Pour Micheline, il faudrait vérifier la résonance de cet élément-là au sein de la famille.

Claire, quant à elle, nous dit que la mère se situe entre les deux membres du couple. Qu'en penses-tu ?

CLAIRE : Le lien, en général, sépare. Il faut un médiateur.

MONY : Si Claire travaillait avec la famille, il faudrait voir de plus près cette notion, qui la touche apparemment, et examiner sa sensibilité à ce qui empêche la proximité. Ainsi, nous verrions comment cela a été amplifié par eux et en quoi ce doit être une notion importante pour eux également. Nous verrions en quoi le fait de vivre cela avec Claire aurait risqué de renforcer leur croyance profonde. Car ce que vous avez vécu a une fonction par rapport au scénario dans lequel vous intervenez.

Martine, tu me dis que les deux hommes sont séparés par trois femmes ; de nouveau, c'est quelque chose qui s'impose comme évident à tous, mais ce qui est fascinant, c'est la raison pour laquelle c'est toi, plutôt qu'un autre, qui le mentionne. Chacun d'entre nous a un point de vue singulier sur la famille, le patient et le contexte dans lequel nous nous trouvons ; toute la question est alors d'utiliser comme un atout ce qui pourrait être un handicap. Autrement dit : comment utiliser notre vécu pour comprendre ce qu'il a à faire avec nous et avec eux, et pour nous faire une idée de ce que j'appelle « les mines qui parsèment le pont singulier entre eux et nous » ? Je pense que mieux on apprend le plan de ce pont qui permet de situer ces mines, mieux on pourra les éviter, même si elles ne sont pas désamorcées…

Dans ton histoire, Martine, y a-t-il des femmes qui ont séparé des hommes ? Cette situation est-elle importante pour toi ?

MARTINE : Oui.

MONY : Si Martine était ma collaboratrice, je lui aurais demandé d'approfondir cet aspect de la séparation homme/femme. Dans l'hypothèse où cela signifie quelque chose pour la famille, nous aurions vu apparaître le pont singulier ainsi que le plan des mines potentielles entre elle et les membres de la famille.

En tant que thérapeutes, nous n'avons pas le temps de travailler pendant la séance ce à quoi, dans notre propre famille, un thème nous renvoie. Mais grâce à ce repérage, nous pouvons découvrir où, en thérapie familiale, il nous faut être prudent si nous ne voulons pas renforcer nos constructions mutuelles.

Cela me rappelle une histoire. Au cours d'une émission, aux États-Unis, un psychiatre voulait expliquer la manière dont un homme et une femme se font la cour ; il montrait un homme tirant un chariot portant l'inscription « problèmes avec maman », c'est-à-dire portant mille problèmes. La femme traînait derrière elle un chariot « abandon de mon père » et plusieurs autres valises. On remarquait que ces deux personnages faisaient tout ce qu'ils pouvaient pour tenter de dissimuler leurs chariots respectifs... D'après ce psychiatre, lorsqu'on se fait la cour, on tente de masquer les problèmes que l'on a en vue de mieux séduire l'autre. Si j'avais participé à cette émission, j'aurais montré les chariots décidant du mariage des deux personnages, parce que ce n'est pas nous qui nous choisissons mais bien les chariots que nous transportons. Avec une famille, notre travail, en tant que thérapeute, consiste, en prenant conscience de cette rencontre où nos constructions mutuelles vont tenter de se pérenniser, à éviter d'entrer dans ce processus homéostatique qui empêche le changement.

Samuel, lui, nous dit que le père est venu pour faire plaisir à sa femme ou à sa mère. As-tu une haute opinion des hommes ?

SAMUEL : Oui.

MONY : Une de leurs qualités est-elle, d'après toi, de faire plaisir au gens ?

SAMUEL : Oui.

MONY : Les femmes ont-elles également cette qualité ?

SAMUEL : Pas forcément.

MONY : Si Samuel travaillait avec moi, je lui aurais demandé de m'expliquer ce rapport homme/femme et cette notion de « faire plaisir à l'autre ». Je lui aurais dit de ne pas croire qu'il s'agit d'une projection, même si cela est lié à son histoire, car nous sommes tous comme cela ; nous ne pouvons sentir que ce qui est lié à nous. En termes plus imagés : s'il n'y a pas une corde spécifique à la guitare, elle ne peut vibrer sur une certaine note.

Je lui aurais dit alors de ne pas se focaliser sur ce point, mais de se demander plutôt quelle est l'utilité pour eux qu'il pense cela. J'aurais souligné qu'il ne faut pas trop insister, sous peine de devenir un usurpateur en décidant pour eux de ce qui se passe, et qu'il est également possible qu'ils ne soient pas prêts à ce moment-là et qu'il faille attendre.

Laurence, elle, nous parle de la difficulté de la mère à exprimer que son fils avait voulu se faire du mal. L'importance de protéger l'autre te parle-t-elle particulièrement ?

LAURENCE : Oui.

MONY : Ce qui touche Laurence ici semble être la manière de parler à l'autre en lui évitant de souffrir, ce qui revient à le traiter en mineur (d'âge). L'autre est alors dans une situation où, plus on cherche à le protéger moins on l'aide et plus il se révolte contre la protection... J'aurais donc demandé à Laurence de me raconter le lien qu'elle entretient avec ce thème.

On le voit dans ce passage, ce que nous observons n'est pas objectif, mais lié à nous. Sujet et objet ne sont pas dissociables, mais cela ne signifie pas pour autant la fin de la science. Cela ne signifie pas non plus qu'il est impossible de travailler comme psychothérapeute ; cela signifie seulement que nous sommes partie prenante du système dans lequel nous intervenons, et que ce que nous vivons en tant que thérapeute en dit aussi long sur nous que sur nos patients. L'outil dont il faut user se résume par une interrogation : « Qu'est-ce qui fait, par rapport à eux, que ce sentiment a été amplifié en moi ? » Si l'on découvre le thème qui a été amplifié en eux et en nous, on a une idée de ce qui pourrait bloquer la relation et empêcher le changement. Éviter ces mines rend possible de traverser le pont...

Je vais maintenant continuer la simulation pour pouvoir faire le lien entre ce qui a été vu et ce qui se joue là.

MONY : Excusez-moi de m'être absenté pendant un moment. Qui veut prendre la parole ?

LA MÈRE : Nous sommes venus vous voir pour avoir une explication, car nous ne savons plus comment faire avec notre fils. Pourtant, nous l'avons élevé et nous avons fait tout ce que nous avons pu pour lui ; mais cela devient impossible.

MONY : Pierre, souffle-moi quelque chose. *(Pierre souffle dans le micro.)* Merci, tu m'as beaucoup aidé… Monsieur, que m'a dit votre fils ?

LE PÈRE : Je suis comme vous, je ne le comprends pas. Mon épouse et moi avons été appelés par le lycée, car figurez-vous qu'il s'est ouvert les veines. Heureusement, ma mère m'a accompagné.

MONY : Dis-moi donc, Pierre, lorsque tu souffles comme cela, est-ce parce que tu manques d'air ?

PIERRE : Oui, j'ai du mal à respirer en ce moment.

MONY : Raconte-moi donc un peu.

PIERRE : Tout allait bien jusqu'à mes dix-sept ans et puis… un événement a fait que… *(silence).*

MONY : Un événement ? Lequel ?

PIERRE : C'est difficile d'en parler, je ne sais pas…

MONY : C'est difficile d'en parler parce que tu ne sais pas ?

PIERRE : C'est difficile d'en parler, et puis j'ai l'impression d'avoir été trahi par des adultes.

LE PÈRE *(à sa femme)* : Comment ! Tu entends ?

MONY : Quoi donc, Monsieur ?

LE PÈRE : Eh bien, je découvre… tu savais, toi ? Et trahi par qui ? *(Le fils éloigne sa chaise.)*

LA MÈRE : Pourquoi t'éloignes-tu de nous comme cela ?

MONY : Un instant s'il vous plaît… merci, Madame, pour votre gentillesse et pour cette invitation à votre fils à se rapprocher, mais m'autorisez-vous à continuer avec lui ?
Pierre, vous êtes libre de ne pas me parler de cette trahison. Mais si vous le désirez, sachez que vous êtes le bienvenu. Et si tel est le cas, dites-moi qui trahit qui, sur quoi et en quels termes ?

PIERRE : Eh bien, je ne sais pas trop d'où je viens. J'ai appris cela par hasard. Tout le monde appartient à une famille, mais moi, j'ai l'impression que ce n'est pas la mienne.

MONY : Aurélie, sauriez-vous m'expliquer ce que dit votre frère ? Je ne comprends pas très bien.

AURÉLIE : Si je le fais, j'aurai l'impression que c'est moi qui trahis.

MONY : Et pourquoi cela ?

AURÉLIE : Parce qu'il y a un secret dans cette famille, et je ne veux pas en être responsable.

MONY : Me dites-vous que vous avez parlé à votre frère d'un secret qui existait dans cette famille ?

AURÉLIE : Non. Je sais qu'il y a un secret dans ma famille et je sais de quoi il s'agit, mais je n'ai pas envie d'être celle qui le dit.

MONY *(aux participants)* : J'ouvre ici une parenthèse sur la notion de secret. L'un des éléments importants qui s'y rattachent est sa fonction. À quoi sert le secret ?

Un exemple : j'ai supervisé vendredi dernier une situation dans laquelle un monsieur suspecte sa femme d'avoir fait une interruption volontaire de grossesse parce que l'enfant aurait pu ne pas être de lui. On a fait une analyse de paternité chez le fœtus, et on a la réponse. Mais le monsieur refuse de payer les cent euros nécessaires pour savoir si l'enfant est de lui ou pas et continue de prétendre que sa femme l'a trompé. La femme ne paie pas non plus et dit au mari qu'il n'a qu'à payer s'il veut connaître la réponse. La réponse est disponible ; ils vont pourtant en thérapie, et ils vont payer beaucoup plus pour en parler. Alors, à quoi sert qu'il y ait ce secret et qu'on refuse de le révéler ? De la même manière que le symptôme ou que le vécu du thérapeute, le secret a une fonction. Et avant de faire disparaître un secret, mieux vaut se demander à quoi il peut servir. Autrement, on court le risque de le faire disparaître au moment où il est encore utile.

Fréquemment, c'est un secret de Polichinelle que tout le monde connaît, mais c'est important de faire comme si on ne savait pas. Le plus important dans un secret, c'est sa fonction.

*(À Pierre.)*

Alors, Pierre, tu es apparemment au courant de ce dont parle Aurélie.

PIERRE : Oui, parce que j'en ai parlé à ma sœur.

MONY *(à Aurélie)* : Vous me dites : « Je connais un secret mais je ne veux pas être celle qui le révèle », et lui me dit : « Ma sœur m'a dit… »

PIERRE : Non, j'ai expliqué à ma sœur ce que moi j'avais découvert dans cette famille.

MONY : Dans sa famille ?

AURÉLIE : Non. Dans la nôtre...

MONY *(à Pierre)* : La sienne ou la vôtre ?

PIERRE : Je ne sais plus.

MONY : Je vous irrite ?

AURÉLIE : Quand vous m'avez demandé qui je suis, je n'ai d'abord pas su ce que vous vouliez savoir...

MONY *(à la grand-mère)* : Savez-vous, Madame, quel est ce secret ?

LA GRAND-MÈRE : Oui Monsieur, je le sais.

MONY : Et pensez-vous qu'il faille en parler, ou non ?

LA GRAND-MÈRE : Moi, je pense qu'il faut en parler.

MONY : Pourquoi ?

LA GRAND-MÈRE : Je pense qu'il aurait dû être dit depuis longtemps. Mais mon regretté mari n'était pas d'accord, alors...

MONY : Votre mari n'était pas d'accord... votre fils le sait-il ?

LA GRAND-MÈRE : Oui, il le sait et lui était d'avis que le secret soit révélé.

LE PÈRE : C'est ma femme, en fait, qui ne veut pas. Moi, je suis d'accord avec ma mère.

MONY : Votre mère est d'accord pour le dire mais votre père ne l'était pas. Vous êtes vous-même d'accord avec votre mère pour parler du secret, mais votre femme ne veut pas. Vous préférez donc ne pas le dire. C'est bien cela ?

LE PÈRE : Vous avez tout compris.

MONY : Et vous, Madame ?

LA MÈRE : Dans notre famille, on dit tout.

MONY *(à l'assistance)* : Je vais raconter une histoire de secret dont m'a parlé Edith Goldbeter. Une fille de quinze ans tente de se suicider et elle est hospitalisée. Edith voit la mère, le père et la fille, et il est évident qu'il y a un secret. Le père feint de l'ignorer et sa femme passe son temps à chercher à savoir si Edith ne sait rien et si le psychiatre de l'hôpital ne lui a rien dit...

Edith demande donc à la fille si elle sait quelque chose qu'un de ses parents sait également et que l'autre ignore. La fille répond affirmativement. La mère demande alors à savoir qui a dit cela à la thérapeute, et Edith répond qu'on ne lui a rien dit. Le père, lui, ajoute qu'il n'a pas de secret pour sa femme, qu'il n'y a pas plus de problème entre eux que de secret.

Edith comprend que le père ne veut pas savoir le secret et que sa femme ne veut pas qu'on le sache. Elle dit alors à la jeune fille qu'elle peut se sentir soulagée et respirer, car elle ne trahit ni son papa, qui ne veut pas savoir, ni sa maman, qui ne veut pas qu'on sache. La jeune fille est partie habiter chez d'autres personnes et s'en est très bien tirée...

Le secret était que la mère emmenait sa fille au cinéma, la laissait seule pour rejoindre quelqu'un, puis revenait la chercher. La pauvre enfant était déchirée et se trouvait au cœur d'une situation dans laquelle il fallait dire qu'elle était allée au cinéma avec sa maman. Elle se sentait dans une coalition avec sa mère contre son père ; mais lui ne voulait pas savoir. La solution d'Edith a été de ne pas révéler le secret, ce qui arrangeait les deux parents et a permis à l'enfant de respirer.

Il existe beaucoup de situations où ce n'est pas forcément le fait de révéler le secret qui libère, mais plutôt de modifier le contexte qui fait que la fonction de ce secret est si délétère.

*(À la mère)*

Vous me dites que chez vous on dit tout, donc que votre mari raconte des salades...

LA MÈRE : Pas vraiment... mais nous l'avons élevé et nous avons vraiment fait attention à lui. Et maintenant, il ne veut plus nous voir.

MONY : Je suis un homme lent. Votre belle-mère me dit qu'il y a un secret, votre mari me dit qu'il y a un secret, et vous me dites qu'il n'y en a pas. Alors, qu'y a-t-il ?

LA MÈRE : Je ne peux pas vous le dire.

AURÉLIE : On peut jouer comme cela longtemps... c'est l'histoire de la famille depuis toujours.

MONY : Dites-moi, Pierre, en fin de compte, vous savez de quoi il s'agit et votre mère ne veut pas qu'on en parle.

PIERRE : Non, elle ne veut pas et je me demande pourquoi nous sommes ici. On parle de secret sans savoir de quel secret on parle. J'ai un secret que j'ai découvert et j'aurais aimé demander à mes parents quel est ce secret.

MONY : Vous ne dites pas : « j'ai découvert un secret » mais plutôt : « j'ai un secret que j'ai découvert », comme s'il était à vous en propre. Mais, ce secret, désirez-vous le partager ou le garder bien précieusement dans votre poche ?

PIERRE : J'aimerais le garder.

MONY : Vous voulez garder un secret et votre maman aussi.

PIERRE : En fait, je veux que mes parents m'aident à le dévoiler et me permettent de ne plus le garder seulement pour moi. Il faut que je puisse l'entendre de leur bouche.

MONY : Pour vous, cela permettrait à vos parents de grandir…

PIERRE : … oui, de grandir et de me laisser partir.

MONY : Ce secret vous lie, si je comprends bien. Il vous retient, en quelque sorte, mais dès qu'il sera dit, vous pourrez dire « ouf ! » et « au revoir ».

PIERRE : Voilà. Je pourrai partir et savoir d'où je viens.

MONY *(au père)* : Vous avez l'air de souffrir, Monsieur.

LE PÈRE : Eh bien oui, car je me demande s'il est nécessaire que l'on dise ce que chacun sait.

MONY : C'est une bonne réflexion.

PIERRE : Mais ça se passe toujours comme cela à la maison… et on ne comprend rien…

MONY : Votre fils me dit que ce qui va sans dire va mieux en le disant, et vous me dites que ce qu'on sait n'a pas besoin d'être dit, puisqu'on le sait…

LE PÈRE : Exactement. Mais à qui est-ce de parler, finalement ? Est-ce à toi, Pierre, à ta sœur, à ma mère, à ma femme ou peut-être à moi ? Peut-être quelqu'un devrait-il désigner qui doit parler.

MONY : Personnellement, je préfère qu'on désigne qui ne doit pas parler. Je suis toujours du côté du manche et je me réfugie toujours dans les endroits les moins dangereux. Oui, Madame ?

LA MÈRE : Si on parle, il va partir et nous ne le verrons plus.

MONY : Et c'est dangereux, cela ?

LA MÈRE : C'est très dangereux parce qu'il est notre fils et qu'alors nous n'aurons plus de fils.

MONY : Vous avez un fils, mais il dit qu'il ne sait pas s'il est votre fils...

LA MÈRE : C'est notre fils car nous l'avons élevé...

MONY : Vous me dites qu'il est votre fils puisque vous l'avez élevé, mais qu'il n'est pas question de lui dire qu'il n'est pas votre fils sous peine de le voir partir... qu'il ne faut pas le lui dire pour qu'il reste.

PIERRE : Vous êtes plus compliqué que mes parents.

MONY : Je me contente de répéter ce que votre maman me dit : si on vous dit que vous n'êtes pas son fils, vous partirez. Mais, comme elle pense qu'elle vous a élevé, et donc que vous êtes son fils, comment peut-elle dire que vous n'êtes pas son fils ? Votre mère est déchirée entre deux conceptions de ce qu'est un fils. Un fils est-il celui qu'on a élevé, ou bien celui qui est issu biologiquement de vous ?

C'est une grande question. Et votre mère pense que si elle vous dit que vous n'êtes pas le fils de la manière dont vous voudriez l'être, vous partirez... alors elle préfère ne rien vous dire pour que vous restiez. Ainsi, elle prouve que vous êtes son fils.

PIERRE : Cela allait mieux avant d'arriver !

MONY : C'est comme si elle vous disait : « Pour moi, ta mère, la meilleure manière de te montrer que tu es mon fils, c'est de me comporter d'une manière telle que tu restes là ; donc, tu es mon fils. Alors que si je te dis quelles sont tes vraies origines, tu risquerais de partir et je te démontrerais donc que tu n'es pas mon fils. Mais comme tu es mon fils, je ne te dis rien. » Qu'en pensez-vous, Pierre ?

PIERRE : C'est très bien résumé.

LE PÈRE : (à Mony) Puis-je vous poser une question ?

MONY : Avec plaisir...

LE PÈRE : Je me suis aperçu que vous savez.

MONY : Moi, je ne sais rien du tout.

LE PÈRE : Si, puisque vous avez dit : « ... issu biologiquement de vous ».

MONY : Vous savez, je dis fréquemment des bêtises.

LE PÈRE : Si, vous avez dit « biologiquement », c'est que vous savez.

MONY : Tout ce que je sais, c'est que je ne sais pas. Pour le reste, j'invente des salades...

LE PÈRE : En fait, Pierre n'est pas notre fils biologique, mais il est notre fils quand même.

MONY : Absolument ; racontez-moi un peu.

LE PÈRE *(à sa femme)* : Je peux raconter ?

LA MÈRE : Vas-y...

LE PÈRE : Ma m... euh, ma femme et moi avions très envie de fonder une famille, mais malheureusement il nous a fallu très longtemps pour nous apercevoir que nous ne pourrions pas avoir d'enfant tout de suite ; donc, nous nous sommes décidés... Pierre, je suis désolé de te le dire ainsi, devant autant de monde. Nous sommes allés te chercher et nous avons compris que tu étais notre fils.

MONY : Comment avez-vous compris cela ?

LE PÈRE : Je me suis retrouvé dans son regard... Tu n'avais pas de cheveux à l'époque...

MONY : Vous me dites que vous l'avez vu et que vous vous êtes dit qu'il était votre fils... que vous l'avez reconnu comme tel. Comme si quelque chose d'affectif se passait entre vous. Madame, que pensez-vous de ce que vient de raconter votre mari ?

LA MÈRE : Oui, c'est vrai. Mais que voulez-vous que je vous dise ?

MONY : Ce que vous voulez.

LA MÈRE : Je ne sais pas quoi dire.

MONY *(à Pierre)* : Vous savez maintenant ce que vous saviez déjà.

PIERRE : Au moins, je l'ai entendu de la bouche de mon père, et je tiens à dire que j'aime mes parents. Chez nous, il y avait un tiroir toujours fermé à clé avec des papiers, des documents. Un jour, mon père ou ma mère avait laissé la clé traîner. J'avais toujours voulu savoir ce qui était caché dans ce tiroir, alors je l'ai ouvert. Je suis tombé sur un dossier d'adoption. J'ai compris que c'était moi puisque j'avais vu ma mère à la maternité pour ma sœur...

MONY : Que veut dire : « J'ai compris que c'était moi ? » Qu'est-ce que ce « moi » ?

PIERRE : Sur le document, c'était bien moi. J'ai senti tout de suite que j'avais été adopté.

MONY : L'aimez-vous, ce moi-là ?

PIERRE : Oui.

MONY : Et le moi que maman propose, l'aimez-vous ?

PIERRE : Le fait de rester avec...

MONY : Elle dit : « Je l'ai élevé, c'est mon fils. »

PIERRE : Oui. C'est vrai, j'ai eu une vie heureuse. Mais je ne sais pas d'où je viens, et j'aimerais que mes parents m'aident à découvrir mes racines, mon pays.

MONY : Papa a dit ce qu'il vous a dit, mais vous estimez-vous à l'aise avec ce que vous a dit maman ?

PIERRE : Finalement, je n'ai pas de reproche à leur faire parce qu'ils ont eu peur de me faire du mal... peur aussi que je parte. Mais, de toute façon, je partirai un jour et le fait que j'aie été adopté ou non n'y changera rien. Ma mère a certainement du mal à me voir partir. J'ai eu une vie heureuse, mais je voudrais savoir d'où je viens...

MONY : Qu'en pensez-vous, Madame ?

LA MÈRE : Vous savez, sans doute vaut-il mieux ne pas trop dire de choses... Nous non plus ne savons rien.

MONY : Si vous ne savez rien, comment pouvez-vous dire ?

LA MÈRE : Non, justement, on ne peut rien dire...

MONY : Vous ne savez pas comment me dire qu'il vaut mieux ne pas trop en dire.

LA MÈRE : On ne sait pas ce que l'on peut découvrir.

MONY : C'est intéressant. Pierre, que pensez-vous d'une mère qui dit qu'il vaut mieux ne pas dire parce qu'on ne sait pas ce qu'il y a derrière ?

PIERRE : Je ne suis pas d'accord avec elle. Quoi qu'il y ait derrière, moi, je voudrais savoir.

MONY *(à l'assistance)* : Le temps file, et nous devons nous arrêter là. Mais il est possible que Madame ait parlé de quelque chose de personnel survenu dans sa famille d'origine ou ailleurs et que l'on ne doit pas savoir. Ici, quelque chose se joue entre elle et cet homme qui dit en butant sur les mots : « ma m… euh, ma femme », « ma m… ma femme et moi n'avons pas eu d'enfant ». Il y a beaucoup d'éléments qui apparaissent, mais que je n'ai plus le temps de travailler maintenant. Simplement, je tenais à relever que toute une série d'éléments que vous avez vécus – qu'il s'agisse de protection, d'espace, d'autonomie ou de tout autre concept que vous avez vécu – participent au scénario proposé ici.

Je vais maintenant arrêter en terminant par un rituel qui se déroule après toute simulation, consistant à donner la parole aux personnes y ayant participé, pour les en libérer.

LE PÈRE : Moi, j'ai été tout à fait frappé par le fait que tout s'est construit progressivement comme si nous formions une vraie famille, alors qu'au départ nous n'avions pas donné trop d'éléments.

MONY : Dans le rôle de la maman…

LA GRAND-MÈRE : Dans le rôle de la grand-mère, voulez-vous dire !

MONY : C'est merveilleux : je fais un lapsus et elle me dit : « Attention, Mony. On a maintenant assez travaillé pour que je découvre que je suis grand-mère. Alors, ne me ramenez pas en arrière. » C'est comme si le thérapeute était plus lent que la famille.

LA GRAND-MÈRE : J'étais à l'aise dans cette position, à côté de mon fils qui remplaçait un peu mon mari. Mais j'étais en même temps mal à l'aise car je sentais ma belle-fille un peu déprimée. J'étais attentive aux réactions des uns et des autres. J'ai pris alors la fonction de veiller à ce que chacun soit bien en me taisant et en étant attentive, et j'ai réalisé que c'était une place que j'avais tendance à prendre.

LA MÈRE : Moi, je me suis sentie dans un piège... comme le vilain petit canard, dans un trou..., et pas à l'aise du tout. J'avais envie de dire, mais je ne pouvais pas.

MONY *(à l'assistance)* : Vous vous rendez compte que c'est elle qui est le plus mal à l'aise dans la situation, parce que tout le monde est prêt à parler sauf elle. Si elle ne dit rien, c'est parce qu'elle représente tout ce qui fait, dans cette famille, qu'il y a des choses dont on ne peut pas parler. Des choses remontant même au-delà de l'origine de Pierre. D'où l'importance pour le thérapeute de s'allier à elle et de la soutenir, afin qu'elle ne soit pas celle qui a la mauvaise place. Elle n'est, en quelque sorte, que le chevalier avec son épée, qui tient la famille à distance des griffes du méchant dragon Elkaïm.

AURÉLIE : Pour ma part, j'avais l'impression qu'il y avait sans cesse un décalage entre la situation et celle qu'elle était censée représenter. Oui... une histoire de décalage ou un problème de longueur d'onde. J'avais l'intuition que le prochain problème au sein de la famille serait que, si mon frère arrêtait ses tentatives de suicide, j'inventerais autre chose.

MONY : Pourquoi ?

AURÉLIE : Parce que je trouve insupportable cet ordre des choses. Le fait de parler à un certain niveau, puis à un autre, m'exaspérait parce que ces niveaux ne se rejoignaient pas. Il y avait vraiment comme un dialogue de sourds.

MONY *(à l'assistance)* : Ce qu'Aurélie exprime, c'est que le secret n'était pas celui qu'on croit. Si secret il y a, c'est de savoir qui est le fils de qui ? qui est le mari de qui ? qui est le père de qui ? Elle me dit : « Il y a une confusion totale dans notre famille ; les problèmes avec mon frère ne sont que la cristallisation d'un problème qui existe de toute manière, dans cette histoire où mon père joue au mari de ma grand-mère, pendant que ma mère se trouve dans la situation de quelqu'un qui ne veut rien dire. » Pour elle, cet ordre-là ne marche pas, et si Pierre va mieux, elle ira moins bien... car tout cela ne se parle pas. Il est fascinant de constater que le secret n'est pas tant celui qui entoure la naissance de Pierre, que celui de ce désordre dont on ne veut pas discuter ; comme une sorte de confusion de générations, d'interrogation portant sur qui est l'enfant de qui et qui est l'époux de qui. On observe en quelque sorte une réverbération entre le thème abordé et quelque chose de sous-jacent et d'important pour la famille.

AURÉLIE : La distribution des rôles est problématique. Non pas nécessairement quant à savoir qui est mari, femme, etc., mais plutôt à définir qui est responsable de quoi dans cette famille. Moi, par exemple, je me suis définie comme étant la sœur de Pierre et non pas la fille de cette famille.

PIERRE : C'est vrai qu'au début le problème était celui de mes scarifications, celui du suicide et de la peur de la famille. Mais vous n'avez pas tout de suite été là-dessus : on a rapidement parlé du problème que je n'étais pas à ma place et que je n'avais pas de place au sein de ma famille. Au fur et à mesure de la séance, je me suis senti léger et soulagé.

MONY : Cela dit, malgré tout, dans une famille avec quelqu'un de suicidaire, je poserais un certain nombre de questions afin de vérifier la gravité de la dépression, la dangerosité de la situation. Je ne le ferais pas tout de suite, lors de la première séance, mais seulement plus tard ; ce décalage permettant de mieux comprendre ce que la personne est en train d'exprimer. Sans oublier la difficulté pour la mère de reconnaître ce qui s'exprime puisque, dans la protection de son fils, elle dénie ce qu'il fait, l'incitant à faire monter les enchères...
*(À la famille)*
Merci beaucoup à tous !

Ce qui est important pour moi, ce n'est pas seulement ce à quoi mon vécu me renvoie, mais également la fonction et l'utilité pour l'autre de ce que je ressens. Autrement, je ne serais que dans l'analyse du contre-transfert. La résonance est un concept systémique, parce qu'elle s'interroge sur la fonction de mon vécu pour les autres membres du système humain et pour moi-même. Et c'est en cela qu'elle constitue un levier original et nouveau : c'est un concept circulaire.

J'insiste beaucoup, en thérapie, sur les notions de sens et de fonction : qu'est-ce que cela veut dire ? à quoi cela sert-il ? Ces notions ne sont cependant qu'une petite partie de l'analyse ; le reste n'y est pas intégré. Lorsqu'on aime une cantate de Bach, par exemple, va-t-on la réduire à son sens et à sa fonction ? Ou, lorsqu'on tombe amoureux, ira-t-on réduire cet amour à son sens et à sa fonction ? Nous, psychothérapeutes, nous sommes forcés de travailler avec ce que Guattari et Deleuze nomment la « partie stratifiée », cette partie homéostatique où l'on peut poser des questions de sens et de fonction. Mais lorsque nous sommes dans cette relation, il est clair que des choses se passent par-devers nous (et j'ai l'impression qu'on apprend à s'utiliser soi-même de manière telle que l'on accepte ces choses-là, toujours partiellement par-devers soi). Le changement s'opère surtout dans cette situation où le thérapeute met son levier sur le sens et la fonction et où toute une série de singularités vont s'assembler pour organiser ce changement d'état.

Ce sont les écrivains qui traduisent le mieux comment on tombe amoureux ou comment on ne l'est plus. C'est chez des gens comme Kafka ou Proust qu'on lit les plus belles descriptions de la façon dont différents éléments vont se juxtaposer pour produire quelque chose. En effet, un élément isolé ne produit rien, mais quand il est adjoint à d'autres, tout bascule : Swann est amoureux d'Odette ou Swann n'est plus amoureux d'Odette. Certes, nous sommes, nous thérapeutes, tributaires du sens et de la fonction, puisque c'est à ces niveaux-là que nous mettons notre levier. Mais nous le savons bien : c'est dès que nous passons à d'autres niveaux que des choses beaucoup plus riches se produisent.

## *Table ronde*

Boris Cyrulnik : Je voudrais dire que je suis un peu déçu parce que c'est un peu plus petit que le stade de France et que si j'avais su qu'il y avait tant de monde, je serais venu avec ma guitare et on se serait laissé pousser la banane... et on aurait essayé d'être à la hauteur du talent de Mony... mais on va essayer quand même.

L'exposé de Mony rejoint ce qu'on propose dans nos groupes de recherche mais avec d'autres mots qui sont finalement des mots de même famille : c'est qu'on ne perçoit pas tout du monde et on choisit de ne percevoir, de n'extraire du monde, que ce à quoi notre développement et notre histoire nous ont rendus préférentiellement sensibles. Ce que l'on perçoit du monde est une construction qui parle de nous. Et ce que j'ai retenu de la simulation (où vous avez eu un talent vous aussi), est que toute opinion sur le monde est un aveu autobiographique. Cela veut dire que quand je dis ce que je vois, en fait je parle de moi, mais je ne sais pas encore que je parle de moi parce qu'il faut qu'il y ait un décalage (comme nous l'a fait comprendre Mony) afin que je puisse prendre conscience. Si je suis dans la synchronie, dans l'interaction, je ne prends pas conscience et pour prendre conscience il faut un petit recul dans le temps ou dans l'espace pour me faire une représentation. Et à ce moment-là je réponds à ma représentation.

On peut travailler ce décalage à condition d'avoir un témoin extérieur. Il est bon que ce témoin extérieur ne comprenne pas trop, de façon à ce qu'il puisse provoquer ce décalage, s'étonner, dérouter. Car dès l'instant où l'on déroute celui que l'on cherche à aider (qu'est ce qu'il raconte là… qu'est ce qu'il me dit… de quoi parle-t-il ?), on invite la personne à parler de soi en parlant du monde. Voilà, c'était juste pour lancer le désaccord…

ROMANO SCANDARIATO[1] : Cela fait longtemps que le travail de Mony était commenté dans tous les sens et c'est un peu compliqué de trouver quelque chose à dire par rapport à cette pratique. J'ai quand même une idée mais je ne sais pas comment la formuler parce que plus le temps passe et plus j'ai l'impression que le travail de Mony devient psychanalytique.

Apparemment, cela ne fonctionne pas ainsi puisque la théorie et la technique sont très différentes. Mais dans le modèle que tu proposes, j'ai été frappé par des similitudes. Dans la pratique thérapeutique, le grand instrument d'analyse est l'interprétation. L'interprétation classique c'est : on relie le passé au présent à travers le transfert. La question du transfert est quelque chose de très compliqué qui ne se réduit pas simplement à ce que l'on éprouve, comme tu l'as dit, mais c'est bien dans un rapport intersubjectif les sentiments réciproques que les gens éprouvent les uns pour les autres. C'est-à-dire, le lien dynamique entre le transfert et le contre-transfert qui se construit à partir d'éléments que l'on partage. Ces choses que l'on partage durant l'entretien sont des choses qui s'échangent au premier regard, elles sont indéfinissables et on n'y réfléchit pas très bien. C'est autour de cette dynamique-là que l'on va commencer à interpréter, en y mettant du sien, exactement comme pendant la simulation où il s'est passé des tas de choses.

---

1. Romano Scandariato est psychologue, psychothérapeute individuel et familial. Psychodramatiste (membre de Figures Psychodramatiques), attaché au Service de Santé Mentale à l'Université Libre de Bruxelles (PsyCampus), il est également formateur à la formation continue en cliniques psychothérapeutiques (orientation psychanalytique) de l'Université Libre de Bruxelles, de même qu'à l'Institut pour la Formation à la Santé Mentale (Bruxelles) et à Psycom (France).

Mony a commencé à y mettre du sien en révélant quelque chose qu'il imaginait être le secret de la famille et qui a permis à la famille de commencer à parler autour de cela. Voilà ! Alors, peut-être que ceci fonctionne comme une résonance parce que pour moi il est important de mettre ensemble diverses théories et j'essaie d'entraîner Mony sur un pont comparable et on verra s'il marche ou non.

EDITH GOLDBETER[1] : C'est toujours difficile de parler de quelqu'un qui est extrêmement proche dans le travail et de prendre ce recul, comme il est parfois utile de le faire dans le contexte de la thérapie – lorsqu'on veut réfléchir à la résonance qui se produit –, mais je ferai l'exercice sur deux ou trois aspects que j'ai envie de souligner.

Premièrement, je pense que le modèle des résonances que tu proposes est un modèle qui souligne et met en évidence la dynamique. Il y a ce mouvement, d'abord à l'intérieur de l'individu entre sa construction du monde et le programme officiel, puis ce mouvement est repris au sein du couple, au sein d'un système relationnel dans lequel ces dynamiques individuelles entrent en interaction les unes après les autres et intègrent la dynamique du thérapeute. Il y a donc un mouvement, et je me disais que ce n'était pas étonnant que quelqu'un comme toi, un homme de mouvement (on te voit marcher sur la scène), ait été sensibilisé par un modèle aussi dynamique, en perpétuel mouvement.

J'en arrive au deuxième point que je voulais souligner. Dans ce modèle, il y a le primat du relationnel mais d'une façon non déterministe – tout ce que tu as évoqué à propos de la structure et du système par rapport à l'individu –, ce qui est important c'est que tu ne dis pas que le système détermine l'individu. D'une part, nous sommes agis par notre histoire, d'autre part, nos histoires, dans la rencontre avec les autres, vont faire émerger des choses nouvelles. Il ne s'agit pas que d'une répétition, et d'une répétition de répétition, mais il s'agit dans cette rencontre de créer des possibilités d'émergence et de création. La créativité est quelque chose d'important que je voulais mettre en évidence dans ton travail et que j'illustrerai en deux mots en rapport avec la simulation.

---

1. Édith Goldbeter-Merinfeld est Docteur en Psychologie et psychothérapeute familiale systémique ; elle est Directrice de la formation à l'Institut d'Études de la Famille et des Systèmes Humains de Bruxelles. Elle dirige également la rédaction des *Cahiers critiques de thérapie familiale et de pratiques de réseaux* publiés chez De Boeck, de même que la collection « Carrefour des psychothérapies » parue chez le même éditeur.

Au départ, nous avons une situation dans laquelle une mère ne veut pas parler, un contexte où le fils avait peut-être une alliance avec la mère avant, puisqu'il ne parlait pas plus que la mère. Le fils rompt cette alliance, mais sans la mettre en danger puisque ce qui émerge c'est que cette mère va se retrouver plus proche du père puisqu'elle approuve le fait qu'il ait parlé. Et on entend aussi l'émergence (qui n'est pas quelque chose que Mony a voulu induire intentionnellement dans cette séance) de cette notion chez le fils qu'il est quand même leur fils, alors que ce n'était pas ce qu'il disait au départ. Il disait « ou je suis leur fils ou je ne le suis pas et je pars », et dans un deuxième temps il y a eu ce « je peux quand même partir mais je reste leur fils ». Et cela est d'une richesse extraordinaire marquée par l'émergence de quelque chose de nouveau, qui n'a pas été dit par le thérapeute mais qui a émergé de la rencontre au sein du système thérapeutique.

GUY AUSLOOS[1] : Je vis au Québec mais je viens de Belgique et je suis toujours Belge.

Je suis systémicien mais je viens de la psychanalyse et il doit en rester des traces ; ça c'est pour la structure.

Quand j'étais à l'école primaire, j'ai appris qu'il y avait deux grands fleuves en Belgique : la Meuse et l'Escaut, et pour moi il était évident que c'était des fleuves belges, mais je pense qu'ici dans le Nord vous savez que ces deux fleuves sont nés en France. Pendant très longtemps, j'ai cru qu'ils étaient nés en Belgique et qu'ils s'arrêtaient en Belgique. À l'école secondaire, j'ai appris qu'ils se jetaient dans la mer du Nord et que d'autres fleuves, outre la Meuse et l'Escaut, tels le Rhin et l'Amstel de Hollande, se jetaient également dans la mer du Nord.

J'ai écouté comme d'habitude avec beaucoup de plaisir ce que disait Mony, et de l'entendre à nouveau parler de résonance cela résonnait chez moi, parce que dans les années 70, également au contact de la deuxième cybernétique (je ne m'étendrai pas), je me disais que si ce que je perçois est un construit et que je ne peux donc pas appréhender le réel, comment puis-je travailler dans une séance ? À quoi puis-je me fier, puisque je n'ai plus rien d'objectif ? J'ai à ce moment-là commencé à développer la

1. Guy Ausloos est psychiatre, psychanalyste, psychothérapeute systémique de couple et de famille. Il est aussi professeur à l'Université Mc Gill à Montréal, dirige des institutions psychiatriques ou sociales, est formateur dans de nombreux contextes, brillant conférencier et auteur de nombreux articles. Guy Ausloos est membre fondateur de la revue *Thérapie familiale* et de la collection « Relations » aux éditions Érès.

notion de confort du thérapeute, en disant que c'est en essayant de me sentir mieux dans la séance, en essayant de me positionner en tant que membre du système thérapeutique, que je pourrai essayer d'avoir une influence sur le système « famille » qui est devant moi.

Ce matin encore, je me disais qu'il existe une proximité entre ce concept de résonance et ce concept de confort du thérapeute. Maintenant, je voudrais m'écarter un peu de ce qui vient d'être dit à propos du transfert, en disant que le transfert est une notion qui a été construite autour d'une relation à deux. Je me rappelle mes débuts en 1971, en entretiens familiaux où on essayait d'analyser le transfert et le contre-transfert dans une famille, cela nous prenait des heures car il y avait des tas de mouvements transférentiels qui passaient dans tous les sens. Je pense que la notion de résonance a ceci de bien différent qu'elle fait immédiatement appel à ce que nous vivons avec nos tripes dans la séance, bien plus qu'avec notre tête. Et cela c'est pour la Meuse.

L'Escaut, c'est en 1975, quand j'ai commencé une recherche sur les secrets de famille, que j'ai publiée en 1979 dans le livre de Jean-Claude Benoit. Ce que je n'ai pas dit dans cet article, c'est que toutes les familles dont j'ai pu percer le secret sont des familles qui ont très mal évolué, en d'autres termes, dont j'ai raté complètement la thérapie. Ce n'est que longtemps après, en y pensant, que j'ai commencé à réaliser ce que tu disais à propos du secret : ce qui est important ce n'est pas le contenu du secret mais le processus dans lequel il engage tout le monde.

Moi je parle du processus et toi tu parles de la fonction, je pense que là il y a encore de grandes similitudes.

Maintenant, dans mes formations, je vais jusqu'à dire : « Surtout n'essayez pas de faire émerger le secret parce que vous ne savez pas ce que cela risque de démolir, préservez le secret. »

Tu as pris l'exemple des mines anti-personnelles, je prendrai le même exemple. Au Cambodge, où il y a tant de mines, on ne peut évidemment pas déminer tout le pays. Alors, on démine un chemin et on place des petits signaux qui délimitent le reste du terrain miné. À partir de ce moment-là, on peut de nouveau circuler dans le village parce que l'on sait où sont les mines. Pour les secrets, c'est la même chose et c'est ce que tu as fait : « Attention secret ! » Tu n'as pas dit : « Parlez-moi du secret. » Je pense que ce respect est quelque chose de fondamental que j'apprécie beaucoup dans ta pratique. Voilà comment la Meuse, l'Escaut et puis le Rhin et, je ne sais pas quel est le grand fleuve du Maroc, finissent en fin de compte par se rejoindre.

MICHEL MAESTRE[1] : Je garderai deux points de ce que tu as fait Mony, deux points qui peuvent nous servir à tous et à toutes dans notre travail.

Le premier, je l'appellerai l'organisation des contextes. Tu as placé trois niveaux et j'en rajouterai peut-être un quatrième : le niveau de la famille, le niveau du thérapeute et celui de la salle, et si la magie de la thérapie, la magie de la relation d'aide, l'organisation d'un contexte de soins se fait, c'est peut-être parce qu'on articule ces trois niveaux. Il y aurait peut-être un quatrième niveau, celui de nos propres personnes, touchées par les émotions des personnages que nous avons joués.

Le second point est celui de la fonction. À plusieurs reprises, tu nous a demandé : « Quelle fonction ça a ? », et cela je le mettrai en lien avec ce que nous a dit Boris Cyrulnik : « Qu'est ce que cela veut dire ? » Là non plus, il n'y pas de travail thérapeutique, ni de relation d'aide possible si on ne s'interroge pas, tout en travaillant, sur les sens des propos et des actions qui sont posés.

MONY ELKAÏM : D'abord je voudrais vous remercier de l'honneur que vous me faites et du privilège que vous m'octroyez d'avoir la gentillesse de réagir à ce que je vous ai montré. Ainsi, vous montrez chacun votre propre richesse, votre propre créativité en enrichissant ce que j'ai dit par ce que vous apportez. Et je suis ravi que cela éveille en vous des remarques, y compris chez mon ami Romano, qui m'apprend que les psychanalystes s'intéressent aussi à la fonction du vécu dans un système relationnel, et cela montre que différentes constructions parlent de la même chose avec des termes différents.

1. Michel Maestre est psychologue clinicien, psychothérapeute de couple et de famille, directeur et formateur à l'Institut Psycom à Villeneuve-d'Ascq, auteur de nombreux articles.

# BORIS CYRULNIK

On va essayer de passer de la résonance à la résilience, c'est un mot français (du latin *resaliere*) qui veut dire rebond, et il va nous falloir rebondir après ce moment très beau, très émouvant ; le tango[1] est une danse crapuleuse et ses moments d'accordage sont aussi des moments d'accordage des corps, mais le corps n'est que l'expression de l'affection. C'est-à-dire que ce qui se manifeste et ce qui s'exprime par le corps vient du fond de soi-même et exprime l'accordage affectif. Ce que nous avons remarqué avec ma danseuse de gauche tout à l'heure, ce sont les minuscules mouvements qui expriment l'intention. Le couple fonctionne parce qu'il y a un accordage affectif, mais cet accordage doit être affecté en ce sens où il doit provenir des affects. Et c'est le même raisonnement qui a donné naissance au concept de résilience.

Lorsqu'on a commencé à penser le traumatisme – ce qui a d'ailleurs été très difficile parce que pendant très longtemps on ne pensait le traumatisme qu'en fonction du contexte technologique – lorsque la culture du dix-huitième siècle a engendré le triomphe de la culture des automates, on pensait que le cerveau était aussi composé comme celui d'un automate à l'aide de rouages ; avec la découverte des fluides, on a pensé que le traumatisme était dû à une anomalie des fluides ; avec l'avènement de l'ère des ordinateurs, on fait des analogies et on pense que notre cerveau et notre accordage ne sont fait que de câblages.

Or l'idée que je voudrais vous exposer est qu'il y a deux mots clefs qui permettent d'expliquer cet accordage : les mots affectivité et sens. Et autour de ces deux mots-là, on peut enchaîner tous les raisonnements qui permettent d'expliquer ce qu'est la résilience. Il faut s'entraîner à ne plus raisonner en termes de « une cause provoque un effet », ce qui reste vrai en mathématiques est déjà moins vrai en physique puisque l'on sait que la résilience d'une barre de fer n'est pas la même selon son contexte, elle n'est pas la même dans l'eau ou dans l'air et il y a donc déjà une autre variable qu'il faut faire intervenir : une cause ne provoque plus le

1. Boris Cyrulnik fait ici allusion à une prestation de danseurs qui viennent d'interpréter une démonstration de tango argentin, en ouverture du colloque de Lille en octobre 2003.

même effet. Il faut donc apprendre à raisonner en termes de systèmes. En termes de biologie, une cause provoque un effet qui modifie l'ensemble de l'organisme ou du système organique, ce qui induit le fait que la même cause quelques secondes plus tard ne produira plus le même effet. On commence à raisonner en termes de spirale, une cause provoque un effet, c'est déjà beaucoup moins vrai en biologie et probablement que c'est encore moins vrai en psychologie et dans les systèmes de représentations artistiques ou culturelles au sein desquels on peut inventer des causalités à l'infini. Voilà un peu l'attitude que je vous propose pour réfléchir pendant le temps imparti.

## *L'acquisition des ressources internes*

Je voudrais commencer par expliquer l'acquisition des ressources internes, ce qui est assez proche de ce que Mony Elkaïm nous a expliqué ce matin.

L'acquisition des ressources internes est quelque chose qui s'imprègne dans notre mémoire et nous rend préférentiellement sensibles à un type d'événement, à un type d'information, à une parole. Dès l'instant où notre développement, notre histoire nous ont sensibilisé à un type d'information, c'est ce monde-là que l'on va percevoir et auquel on va répondre. On ne peut effectivement pas répondre à tout le monde car le réel est infini. On est obligé de se construire une partie du monde, on va s'en faire une représentation à partir des perceptions. On ne va jamais mentir mais ce que l'on va percevoir et se représenter correspond à une chimère. Dans une chimère tout est vrai : les pattes sont d'un lion, le corps est d'un taureau, les ailes sont d'un aigle ; tout est vrai dans une chimère et pourtant l'animal n'existe pas. Quand les gens racontent l'histoire de leur vie, ils mentent parfois, mais la plupart du temps ils ne mentent pas. Et pourtant lorsque l'on a en psychothérapie des frères et des sœurs, on se rend compte que très souvent ils ne racontent pas les mêmes parents. Aucun des deux ne ment, mais ils ont choisi, dans le parent dont ils parlent, ce à quoi ils ont été sensibles. Il y a donc eu une résonance entre ce que le père, la mère, la fratrie ressentait dans son morceau de réel, comme dans la chimère, et ce à quoi l'enfant était particulièrement sensible ou avide… Et c'est cette résonance, cet écho, qui fait qu'il y a une construction que l'on peut utiliser dans la résilience.

L'acquisition des ressources internes commence dans les dernières semaines de la grossesse. Marie-Claire Busnel a été une des toutes premières à étudier cela, il y a une trentaine d'années. À l'époque, lorsqu'elle a commencé à travailler sur ce sujet, il n'y avait pas les capteurs techniques que l'on possède aujourd'hui, mais malgré cela, et à l'aide de capteurs artisanaux, elle avait pu observer que lorsque la mère était émue l'enfant répondait à l'émotion de la mère.

Aujourd'hui le dispositif est le suivant : on s'adresse à une femme enceinte qui en général accepte. On la revoit à sept mois et demi de grossesse lorsque les deux échographies légales ont été filmées. La dame et le bébé sont laissés tranquilles : c'est l'observation naturaliste dans laquelle on n'intervient pas, l'échographie aurait lieu quoi qu'il arrive. Mais on introduit une variable qui est de stresser la mère (pour cela on introduit trente secondes de silence, la dame n'est pas chez elle, elle est gênée et on lui demande soudainement si elle veut chanter et le stress apparaît). On observe alors sur l'écran l'accélération du rythme cardiaque et instantanément le cœur du fœtus répond et s'accélère également. À partir de cela on peut analyser les items que l'on cherche à quantifier.

Schématiquement, on peut distinguer trois types de bébé dans l'utérus, trois profils comportementaux car il y a déjà des préférences comportementales réactionnelles à l'émotion de la mère. Le premier profil correspond à un passage de 160 à 200 pulsations minutes chez le bébé, et à peine le cœur du bébé s'accélère qu'il réagit préférentiellement en gambadant et en donnant des coups de pieds (c'est le profil Zidane, qui commence son entraînement intra-utérin car les conditions sont dures). Le second type de profil correspond également à une accélération du rythme cardiaque mais se caractérise par le fait d'attraper tout ce qui flotte dans son univers aquatique (le cordon ombilical ou son propre pouce qu'il attrape et qu'il tète, et ainsi il déglutit quatre à cinq litres de liquide amniotique par jour ce qui veut dire qu'il goûte sa mère, et ce liquide amniotique est parfumé parce que sa mère mange ou fume...). Le troisième profil se caractérise par une non-réaction du bébé, il ne répond pas (profil gros-père) et on imagine qu'il se sent bien et qu'il préfère attendre avant de répondre à ces questions d'adultes.

Lorsque le bébé arrive au monde, il a donc déjà appris quelque chose et acquis une préférence comportementale. Il a déjà dans sa petite mémoire à court terme une information privilégiée qui le fait sortir du monde et il commence la construction dont Mony nous a parlé ce matin : il commence à construire le monde que préférentiellement il va percevoir. À ce stade de développement il y a des basses fréquences (et le tango est plein de basses fréquences car l'érotisme passe par les basses fréquences ; elles évoquent une caresse alors que les hautes fréquences crispent), la partie sensorielle de la voix est une caresse verbale, c'est un toucher qui apprend quelque chose au bébé. Lorsque le bébé arrive au monde il a déjà une petite expérience, une petite mémoire, sa formation psychologique, et il ne perçoit pas n'importe quel monde, il extrait hors du monde des informations qui lui rappellent ce qu'il a déjà appris dans les dernières semaines de la grossesse. Toute une partie de son cerveau est façonnée par les informations du milieu et va désormais préférentiellement choisir certaines informations.

Lorsqu'on a travaillé avec les enfants abandonnés en Roumanie, on a réalisé des scanners et on a remarqué que pratiquement tous ces enfants avaient une atrophie du système limbique, qui est le système de la mémoire et des émotions. Cette partie n'ayant pas été stimulée par les informations sensorielles – les caresses physiques et verbales du quotidien – était atrophiée. Lorsque le gouvernement a accepté de fermer ces soi-disant orphelinats et de développer les familles d'accueil, les scanners de contrôle effectués un an après ont montré la disparition de ces atrophies cérébrales. La banalité du quotidien avait regonflé cette partie qui consiste à éprouver des émotions et à les exprimer. Et les émotions exprimées dépendent des apprentissages antérieurs. On peut dire qu'il y a donc une construction de l'appareil à percevoir le monde. Et cet appareil à percevoir le monde est construit par des empreintes du réel, très précocement. Le réel étant ce qui est perçu et qui peut être totalement non conscient, alors que la représentation du réel est tout ce dont on fait récit : les images, les mots, l'agencement des mots que l'on fait nous-mêmes ou que notre famille fait autour de nous et que la culture fait autour de nous. Je propose de bien catégoriser l'extraction des éléments du réel et la représentation du réel, qui fonctionnent séparément mais qui s'associent pour parler de résilience.

Lorsque ces enfants arrivent au monde ils perçoivent déjà un type de monde individualisé et on peut imaginer que chacun, déjà, perçoit un monde différent de son voisin. Lorsqu'un enfant a été privé d'affection précocement et qu'on le suit à la crèche, il a une stratégie interactive pour se socialiser déjà totalement différente. Ceux qui ont été aimés banalement : touchés, parlés, grondés, toilettés, nourris, enfin ce qu'on fait tous dans la banalité du quotidien, vont se retrouver au centre de la crèche avec leurs copains et avec la figure marquante de la crèche. Alors qu'ils ne parlent pas, il y a déjà des figures saillantes de leur monde auxquelles ils font une offrande alimentaire, un babille, un sourire et, dans ce rapprochement, l'interaction est déclenchée. Ces enfants ont déjà appris une manière d'aimer qui est capable de transformer n'importe qui en bonne mère en trente secondes. Or, quand ces enfants ont un malheur dans la vie, ils ont déjà, imprégné dans leur mémoire, un apprentissage qui leur permet de mieux affronter et surmonter l'épreuve et se préparer à en triompher. En revanche, ceux qui ont eu des carences parce que leur mère était malade, morte, parce que le père était maltraitant ou mort, ou absent (enfin les tragédies de la vie), ou parce que la représentation parentale leur faisait croire qu'il faut laisser pleurer un bébé ou qu'il faut le dresser (ce que notre culture a dit jusqu'aux années 60-70 : il fallait dresser un garçon sinon il allait devenir un voyou, une bête sauvage, et il fallait domestiquer une fille sinon elle allait devenir prostituée bien évidemment), ces stéréotypes sociaux organisaient des comportements qui façonnaient le développement de l'enfant et qui imprégnaient toute une partie de son cerveau et le rendaient préférentiellement sensible à un type de monde.

Je ne sais pas si on peut parler de raisonnement en systémie, mais dans tous les cas une cause provoque un effet qui provoque un autre effet qui devient la cause d'un autre effet ; c'est un raisonnement en spirale. Or on peut isoler un morceau de cette spirale et voir que l'isolement provoque une atrophie du système limbique ; voilà une cause qui provoque un effet. Mais l'atrophie du système limbique rend préférentiellement sensible à toute information émotionnelle puisque cette partie du cerveau ne peut plus la traiter, ce qui induit le fait qu'en essayant d'aimer ces enfants on les angoisse (c'est le cas des enfants isolés ou abandonnés qui, lorsqu'on essaye de les aider, se mordent ou se tapent la tête par terre parce que ça ils connaissent, c'est inscrit dans leur mémoire, cela leur est familier ; l'auto-agression ou l'agression les sécurisent et ils ont moins peur d'un coup que d'une relation affective). L'atrophie provoquée par la carence rend sensible à un autre type de monde qui provoque un autre type de comportement qui nous paraît totalement illogique (nous ex-enfants bien aimés). Mais quand on s'entraîne à ce genre de raisonnement on comprend que ces enfants ont moins peur de l'agression que de l'affection. Voilà un raisonnement d'enchaînement en spirale.

Lorsque l'on vieillit on croit ne voir que le monde cohérent, que le monde logique alors qu'en réalité c'est un monde chimérique. Cela ne veut pas dire que ce soit un monde faux, c'est un monde sincère mais chacun d'entre nous compose son monde différemment en fonction de son développement.

Un préjugé voudrait que l'enfant, à l'âge de deux ans, ne puisse être traumatisé ; or il n'est pas juste de penser qu'il ne peut pas dire qu'il est traumatisé. Il ne peut pas l'exprimer par nos mots et les gestes appris dans nos cultures. Mais il existe d'autres éléments.

Voici l'histoire de la petite Audrey : la mère d'Audrey reçoit un colis piégé qui explose et la petite fille de 2 ans assiste à la mort de sa mère en quelques heures. Quand les secours arrivent, la petite fille est dans un coin. Elle joue à la poupée et fait semblant de donner le repas à celle-ci. Tout le monde pense qu'elle n'a pas compris car comme elle a deux ans, elle ne peut pas être traumatisée. Or, elle ne peut pas comprendre comme dans un monde d'adultes, mais comme dans un monde d'enfant de deux ans. Qu'a-t-elle compris ? Que peut-on comprendre de son monde ? Le Noël suivant lorsque son père l'emmène acheter des cadeaux, la petite fille passe devant un Père Noël et se retrouve en état de panique anxieuse, elle se met à hurler et s'accroche à son père. Et chaque fois qu'elle passe devant un homme en uniforme, cela déclenche un état de panique anxieuse. Elle n'avait pas la mémoire des mots, car elle avait 2 ans, mais elle avait la mémoire des images : l'image des pompiers, des urgentistes, des médecins, des policiers, toute personne en uniforme évoque dans sa mémoire une tragédie. Elle exprime dans son monde d'enfant ce qu'elle a appris au cours de cette épreuve traumatisante. Le traumatisme a non seulement laissé une trace dans son cerveau, mais l'a également rendue préférentiellement sensible aux uniformes. Et pendant longtemps, l'uniforme signifiera quelque chose de terrible et d'angoissant alors que pour quelqu'un d'autre cela signifiera quelque chose d'amusant (l'uniforme de papa) et rappellera quelque chose d'agréable. C'est un apprentissage pré-verbal qui nous permet de construire l'appareil qui nous permettra de construire le monde.

Il y a donc l'idée de mémoire et de traces neurologiques, et également de traces évoquant des images.

À l'âge de 4-5 ans, on passe à la mémoire des mots. On change de registre car avec les mots on peut créer une représentation du monde. On n'est plus seulement dans la perception du monde (cette perception s'enfouit) mais désormais on répond à nos représentations. Nous tous ici, on ne prend plus conscience de ce que l'on perçoit, on ne sait plus que l'on est tous en train de lutter contre l'attraction terrestre (et pourtant toute une partie de notre énergie est consacrée à ne pas être écrasé au sol, on tient debout, ou à peu près, et on n'en a même plus conscience, lorsque l'on marche on n'en prend même plus conscience). En revanche on prend conscience de ce que l'on va échanger, partager, travailler, avec les images ou avec les mots que l'on va se proposer. Désormais, on a métamorphosé la condition humaine et on garde le monde de la perception qui se relativise et on répond aux représentations que l'on va inventer ensemble : les mots, les images, les œuvres d'arts, les explications, les essais, tout ce qui fait notre monde. On va chercher à se convaincre alors que c'est nous qui le fabriquons. C'est ce monde qui nous empêche de rester soumis à ce que l'on a subi dans notre enfance. Le traumatisme laisse une trace cérébrale et une trace dans nos mémoires. Mais puisqu'on peut retravailler cela avec nos représentations, nos œuvres d'arts, notre altruisme, nos engagements politiques, puisqu'on peut le retravailler, qui nous demande de rester soumis ?

## *Le problème de la transmission du secret*

Mony nous a dit que tous les secrets étaient de polichinelle, c'est-à-dire qu'il y a le secret perçu et le secret parlé (même si les secrets ne sont pas dits, il y a ce côté perçu qui fait cette impression d'étrangeté, on la perçoit et pourtant il n'y a pas de représentation verbale puisque c'est un secret...). On se retrouve donc un petit peu dans la situation du conte de Barbe Bleue : Papa est gentil, il me fait un peu peur mais c'est un roi, on s'aime bien quand même, mais là, dans cette salle, derrière cette porte, il y a un secret, il y a certainement un cadavre dans le placard, et je peux ouvrir toutes les autres portes mais celle-là, si je l'ouvre, je vais découvrir l'horreur, donc je ne l'ouvre pas. Je sens quelque chose, je perçois quelque chose. Je peux parler, je peux jouer, je peux écouter mon père, ne pas être d'accord avec lui, mais là il y a une porte, c'est trop grave et si j'ouvre cette porte je vais découvrir qu'il a commis pleins de crimes, donc je n'ouvre pas la porte... Mais pourtant j'ai perçu quelque chose qui fait secret de polichinelle.

Je travaillais dans un centre, et un jour une infirmière me dit qu'elle ne pouvait pas avoir d'enfants avec son époux. Ils ont donc adopté une petite fille, mais elle n'a pas eu la force de lui dire qu'elle ne l'a pas portée. Elle aurait tellement voulu porter un enfant qu'elle n'a pas eu la force de le lui dire. Elle me demande donc conseil sur ce qu'elle devrait faire. On bavarde et on met au point la stratégie suivante : en partant du test de Pattes-noires (avec la famille cochon dont l'un n'a pas tout a fait la même couleur que les autres), la femme devait inventer une petite histoire et passer le test à sa fille de trente mois. Trois semaines plus tard, nous nous revoyons et elle m'explique qu'il ne s'est pas passé du tout ce qu'on avait prévu. En lui racontant l'histoire de Pattes-noires et des enfants cochons qui ont la même couleur que leur mère parce qu'elle les a portés, et de Pattes-noires qui a une couleur différente parce que la mère est allée le chercher mais qu'elle l'a aimé tout autant... elle n'arrivait pas à parler car il y a avait une sorte de blocage inconscient, et à ce moment-là, la petite fille lui a dit que l'histoire ressemblait à la sienne. Elle avait compris. Elle n'avait pas compris le secret mais elle avait compris qu'il y avait un polichinelle dans le tiroir. Quelque chose avait été transmis entre la mère et sa fille qui aurait pu, selon la relation, donner une sensation d'angoisse : si ma mère me cache quelque chose c'est qu'elle a commis un crime, ou si je découvre ce qu'elle a caché c'est moi qui vais commettre un crime, donc il faut que je me fasse complice de ce secret et que je me fasse complice du crime.

Selon une certaine relation le secret aurait pu devenir angoissant, mais selon une autre relation le secret aurait pu se transformer en plaisir de l'archéologie : le mystère est excitant et il faut aller fouiller dans les archives, il faut que je remonte dans ma famille d'origine, que j'écrive, que je téléphone... L'enfant est déjà coauteur de son développement et il n'est pas un récipient passif. Il peut selon son tempérament faire de ce secret une angoisse comme il peut en faire un plaisir d'archéologue, le plaisir de la recherche. Beaucoup de gens deviennent psychologues parce qu'ils ont plaisir à aller chercher des choses enfouies, des choses cachées. Mais cela ne dépend pas que de nous, ni de l'environnement, cela dépend de la résonance entre ce qui est signifiant pour nous dans le milieu et de notre réaction. (Lorsque je parle, Michel Maestre vient de hocher la tête à son insu, or je percevais son hochement de tête, ce que j'interprétais comme une invitation à continuer ; en hochant la tête, il est devenu coauteur de mon discours). Dès l'instant où l'on est ensemble, quelque chose se passe et on devient coauteur de ce qui se produit dans le comportement, dans le dessin, dans l'œuvre d'art, dans le récit.

J'ai abordé les thèmes de la perception, de la sensorialité, du façonnement du cerveau, et maintenant je vais quitter le domaine de la biologie puisque nous avons vieilli et que nous habitons le domaine de la représentation. J'habite l'œuvre d'art, l'artisanat des mots, des gestes, des images.

On ne peut pas violer la fonction du secret de quelqu'un car le secret a une fonction défensive. La première clôture du moi se produit quand l'enfant peut garder un secret. J'ai commis un grave crime, j'ai mangé un morceau de chocolat alors que maman me l'avait interdit, mais si je me tais et que je fais secret, je suis protégé par le secret, je m'affirme par ce secret, jamais je n'avouerai que j'ai volé une plaque de chocolat.

Première fonction de clôture du moi : fonction défensive et fonction protectrice du secret. Alors on peut très bien violer quelqu'un en déchirant son secret : par exemple, a-t-on le droit de dire à un enfant qu'il est né d'un inceste ? Il arrive qu'en tant que professionnel on sache que cet enfant est né d'un inceste mais peut-on lui dire qu'il est né d'un acte hors société ? « Tu as été engendré par le viol de ton grand-père sur ta mère. Tu n'es pas dans les structures sociales, tu es chassé de la société. » L'enfant peut très bien faire de cette révélation une déchirure pour toute la vie, un traumatisme, ou au contraire il peut très bien faire, comme Œdipe : « Je suis un fils de roi puisque je suis né hors société. Je suis soit un sous-homme, moins que les autres, soit plus que les autres. » Beaucoup d'enfants abandonnés, sans famille, oscillent entre le sous-homme et le héros. Dans le héros, il y a une fonction compensatoire et je m'imagine que je suis un héros car cela me permet de compenser la blessure de mes origines : cela correspond bien à une fonction défensive.

On arrive dans la résilience verbale. Tout à l'heure, on était dans la résilience biologique puisqu'il suffisait de toiletter un enfant, de le nourrir, de le gronder pour regonfler une partie de son cerveau. La plasticité du système nerveux est tellement grande que les interactions synchroniques quotidiennes permettaient de regonfler cette partie atrophiée et de rendre l'enfant sensible à un autre type de monde et de lui apprendre d'autres comportements, ce qui correspond bien à la résilience biologique et comportementale. Maintenant on est dans les représentations, si je me représente comme un fils de roi, il va falloir que je m'adapte à l'idée que je me fais de moi et que je réponde à cette idée.

C'est un peu ce qui s'est passé avec Georges Perec. Il est né en 1936 de parents immigrés polonais. Un jour, son père s'engage dans la légion étrangère et il disparaît. Un jour, sa mère l'accompagne à la gare de Lyon et elle disparaît. Une tante le récupère et elle disparaît. Les cousines, les cousins, les voisins, tout le monde disparaît progressivement. Il n'y a pas de traumatisme facile à voir, il n'y a pas d'agression, il n'y a pas d'acte sexuel, il n'y a pas de meurtre, mais le monde se vide et se rétrécit et façonne un autre enfant. À huit ans, il est débile profond, il ne comprend rien, il est hébété et il ne parle pas. Il est placé dans une institution à Villard de Lans et tout le monde est persuadé que c'est un débile profond. Or il attend, ses parents ne sont pas morts, ils ont disparu et il attend. L'école n'a pas de sens pour lui, car pour qui travailler ? Manger n'a pas de sens car on ne mange que dans une relation affective. Seul, on mange pour survivre, mais si l'on va au restaurant c'est pour échanger un peu d'affection. Dès l'instant où le petit Perec n'a pas d'environnement affectif (voilà le premier mot de la résilience) il devient débile, il est hébété jusqu'au jour où une rencontre déclenche en lui un processus : il rencontre quelqu'un qui lui dit être follement heureux en écrivant parce que c'est un monde intime où on peut inventer des fées, des rois, des épopées, et cela est synonyme de liberté intime de rêverie et personne ne peut le lui prendre. À ce moment-là, le petit garçon décide de devenir écrivain et dès cet instant l'école prend sens pour lui (voilà le deuxième mot clef de la résilience), et très rapidement il se met à travailler.

Dans notre pratique, la plupart des enfants maltraités sont minables à l'école. Le théorème de Pythagore comparé à ce qui m'attend ce soir à la maison, quel sens peut avoir ce théorème ? Le théorème est ridicule et il n'a aucun sens car mon monde intime est prisonnier par la crainte de ce qui s'est passé hier soir et qui va se reproduire ce soir. Dans les familles où tous les enfants sont maltraités (contrairement à celles où seul un enfant est maltraité, l'enfant cible), on remarque que certains d'entre eux ne trouvent leur beauté et leur place d'enfant qu'à l'école. Ils sont malheureux chez eux et ils surinvestissent l'école puisqu'ils y trouvent leur place d'enfant. Ils sont minoritaires, mais ces enfants-là commencent à tricoter leur résilience. Pour ces enfants, l'école a été un facteur de résilience alors que pour d'autres ce ne fut pas le cas (l'enquête par questionnaire de Jean-Pierre Pourtois sur près de mille enfants belges de 12-14 ans montre que 15 % de ces enfants préféraient mourir en raison de leur échec scolaire : ils vivaient leur scolarité comme une forme de maltraitance. Tous les jours ils étaient humiliés, tous les jours ils étaient déchirés car ils ne comprenaient pas pourquoi les autres comprenaient. On les vexait et eux-mêmes se mettaient en échec. Pour eux, quitter l'école devenait un facteur de résilience parce qu'on peut être bon ailleurs qu'à l'école). Pour Perec l'école a été un facteur de résilience car malgré la maltraitance sociale il a réussi à s'investir à l'école, alors que pour d'autres le facteur de résilience serait de quitter l'école, mais là notre culture n'a pas encore fait ce travail.

On vieillit et on arrive à l'adolescence. Après la métamorphose de la parole et le passage au monde des représentations, on passe à la métamorphose de l'appétence sexuelle. (Les femmes changent de forme et elles ne déclenchent plus en moi la même émotion, et j'ai le sentiment que c'est elles qui ont changé car j'éprouve un sentiment de stabilité ; je ne perçois plus en elles ce que je percevais quand j'étais enfant avant l'âge du sexe).

Chavert et Azan ont étudié une population d'adolescents après le premier amour qui par définition se termine mal. Ils ont constitué une cohorte d'enfants qui avaient appris l'attachement sécure et une deuxième cohorte qui avaient appris l'attachement insécure, c'est-à-dire l'attachement évitant, glacé des enfants qui ont peur d'exprimer leur affection ou bien les attachements ambivalents comme « je te tape dessus parce que je t'aime », l'attachement en détresse. Tous ceux qui avaient appris, avec l'attachement sécure, un style affectif à 10-12 mois, avaient tous connoté le premier amour : « Oui, bien sûr, j'ai un petit chagrin, elle a exagéré, j'ai exagéré… je ferai mieux la prochaine fois. » Alors que tous ceux qui avaient appris un attachement insécure, ambivalent ou de détresse, avaient été traumatisés par le premier amour : « Je ne m'en remettrai jamais, je préfère mourir car c'est une souffrance insurmontable. » On est rendu sensible au monde. Le sens et l'émotion que l'on attribue au monde viennent de la manière dont on a été façonné par ce monde. (C'est encore un raisonnement systémique ou en spirale.)

On a dépassé le stade du premier amour et on forme un couple. Nous avons réalisé à Toulon, avec M. Delage et M. Bourcet, une recherche sous la forme d'un questionnaire ou d'observation directe sur le style affectif appris dans les petites années comparées au style affectif des jeunes gens. Il en ressort que très souvent, statistiquement, « Monsieur sécure » rencontre « Madame sécure » et que ce couple-là donne dans un style affectif léger qui ne veut pas dire superficiel mais qui veut dire : « Je t'aime beaucoup mais je comprends que tu as une personnalité différente de la mienne, donc si tu t'absentes un peu je me sens en sécurité puisque je sais que j'ai été aimé, donc je sais que je suis aimable et si tu t'en vas, quand tu reviendras on s'aimera encore plus et tu me raconteras ce que tu as fait et notre vie sera ainsi enrichie. » Si « Monsieur évitant » rencontre « Madame évitante », le couple sera moyen sur le plan chaleur affective puisque tous les deux auront peur d'exprimer leur affection. Quand « Monsieur glacé je n'ose pas exprimer mes sentiments » rencontre « Madame sexe craintif », les déterminants sociaux les font se rencontrer, ils conviennent de règles communes et le couple est stable, c'est un couple moralement valorisé par notre culture… Tous les couples font une sorte de contrat implicite qui leur permet de se coordonner affectivement avec un style qui est propre au couple et non plus seulement à chacun des deux partenaires. Les enfants auront à se développer dans cette personnalité de couple car ce bain sensoriel va « tutoriser » le développement des enfants : tel comportement sera encouragé, tel autre sera découragé, tel événement sera mis en lumière, tel autre événement sera mis à l'ombre et les enfants vont se développer dans le monde de chimères dont on a parlé depuis ce matin, c'est-à-dire que tout sera vrai pour eux.

Le couple est formé pour un projet, pour une anticipation, dans une intention précise : pour se sécuriser, pour gagner de l'argent, pour faire plein d'enfants. Il peut y avoir beaucoup de contrats implicites mais néanmoins clairement formulés ou para-dits comme l'infirmière qui n'osait pas dire à sa fille qu'elle était adoptée mais la petite fille avait compris. Ces projets attribuent du sens et ces projets sont essentiels à démasquer, à verbaliser, car se sont eux qui organisent les interactions quotidiennes.

Fable de Péguy : Charles Péguy va à Chartres et rencontre sur la route un casseur de cailloux sale et fatigué. Péguy s'arrête et lui demande ce qu'il fait. L'homme lui répond qu'il a trouvé là un métier idiot, crevant mais qu'il n'a rien trouvé d'autre… Péguy poursuit son chemin et il rencontre un deuxième casseur de cailloux. Il s'arrête et lui demande ce qu'il fait. L'homme lui répond qu'il a trouvé là un métier de plein air où il est en forme mais qu'il aurait pu trouver quelque chose de mieux… Péguy poursuit son chemin et rencontre un troisième casseur de cailloux radieux, heureux (les rayons lui sortent du front…) et lui demande ce qu'il fait. L'homme lui répond qu'il bâtit une cathédrale.

Le projet qu'il avait en tête métamorphosait les perceptions du réel. Ce projet chacun de nous l'a en tête et la métamorphose s'effectue à l'aide de nos mots, avec nos images, avec nos vêtements, avec tout ce qui participe à la construction du vide, avec ce qui remplit, qui structure le vide entre nous, avec nos récits, nos romans, nos films, nos théories et cela nous permet à tous d'être résilients.

## *Table ronde*

MONY ELKAÏM : Voici le dernier moment de la journée et nous allons fonctionner d'une manière différente de ce matin... Il n'y aura pas de temps pour exprimer des commentaires sur le travail de Boris Cyrulnik, mais les participants à la table ronde que je vais présider poseront des questions ce qui permettra à Boris de développer certains des concepts qu'il nous a brièvement présentés. Si vous le permettez, je vais poser une question : qui veut commencer ?

GUY AUSLOOS : Je vais d'abord remercier Boris Cyrulnik parce qu'il m'a fait un bien immense. Il m'a fait comprendre pourquoi les gens viennent m'écouter : c'est parce que ma voix grave est une caresse verbale sensuelle ! Et il est vrai que cela fait du bien de le savoir. Je voudrais le remercier aussi pour m'avoir fait lire *Le piano noir* de Barbara, la biographie de Barbara. C'est un petit livre que je vous conseille tous de lire, il est extrêmement touchant et c'est une belle histoire de résilience et de drame. Ma question sera donc la suivante : comment, en tant qu'intervenants, pouvons-nous favoriser le fait de devenir des tuteurs de résilience ? Est-ce possible ? Ou n'est ce pas possible parce qu'on le devient et qu'on ne le sait pas ? En tant que thérapeute pour adolescents, j'ai souvent pensé que nous étions dans la situation de l'aiguilleur d'une gare, il sait que le train 297 doit être orienté sur telle voie, mais il ne sait pas si le train va arriver à Paris, à Munich ou à Genève... Et avec les adolescents, nous sommes souvent dans cette position de l'aiguilleur car nous faisons quelque chose sans savoir ce que cela va donner, et parfois nous avons la chance d'en rencontrer un qui dix ans après nous dit que nous l'avons aidé. Je me souviens d'un adolescent qui me disait : « Vous êtes venu me chercher dans la salle d'attente, vous m'avez tendu la main et vous avez dit "salut" au lieu de me dire "bonjour", et à partir de ce moment j'ai su qu'avec vous j'allais pouvoir faire quelque chose... » Alors, y a-t-il des choses qui nous fassent devenir tuteurs de résilience ?

Boris Cyrulnik : Le tuteur de résilience ne sait pas très souvent qu'il est tuteur de résilience et c'est la personne, le blessé lui-même, qui dit, comme l'adolescent ce jour-là : « Vous m'avez dit salut. » Très souvent ces moments-là sont féconds, une plaque tournante. Je vais citer l'exemple de Tim Guénard (je donne son nom parce qu'il a fait un livre et que l'on a travaillé ensemble). Il a eu une enfance folle d'enfant maltraité, une maltraitance inimaginable : son père lui casse les deux jambes, lui écrase la figure, le jette à la cave et l'isole à la cave. Ce garçon s'enfuit après beaucoup d'années de maltraitance et il devient garçon des rues : voleur, bagarreur, prostitué, délinquant, et chaque fois qu'il est arrêté on l'assomme de discours moralisateurs, et très souvent une certaine forme de morale peut être une forme de sadisme. Tout le monde lui tient un discours moralisateur : « Tu as encore recommencé, on t'a envoyé dans un centre, on t'a donné de l'argent et pourtant tu as encore recommencé… » Tim nous dit que ce discours-là lui donnait envie de recommencer. Jusqu'au jour où, à 14 ans, ce sale gosse (il n'y a pas d'autres mots) s'assoit sur un banc à Paris où un clochard est en train de lire *le Monde* et le commente. Il lui commente la politique internationale, la culture, et le « sale gosse » écoute. Je lui ai demandé si cela avait été important pour lui, et il m'a répondu que cela avait été pour lui le moment de la prise de conscience de la possibilité de changer sa manière de vivre. Je ne comprenais pas car c'était un clochard dont il ne connaissait même pas le nom. Oui, mais c'était la première fois qu'on lui parlait comme à un être humain, au lieu de lui faire des reproches ou de le punir. Ce moment fécond, le clochard ne saura jamais qu'il l'a provoqué chez Tim. Ensuite le travail reste à faire, on peut engager une psychothérapie mais seulement parce que l'aiguillage a été pris. Il y a cependant des cultures qui empêchent les tuteurs de résilience, ce sont les cultures de la malédiction, et les prophètes de malheur existent au sein de notre culture. « Ces enfants sont foutus pour la vie… Une femme violée deviendra prostituée… Les filles victimes d'inceste sont fichues… » Je ne dis pas que la blessure existe dans le réel mais dans la représentation du réel. Anna Freud disait qu'il fallait deux coups pour faire un traumatisme : le premier est dans le réel, le second dans la représentation du réel. Ces enfants-là, ces adultes, le coup du réel ils l'ont reçu et ils sont blessés. Mais le deuxième coup qui provoque la seconde souffrance, nous ne sommes pas obligés de le leur infliger, nous ne sommes pas obligés de jouer le rôle des prophètes de malheur. Lorsqu'on travaillait en Roumanie nous avons été agressés.

Les gens nous disaient que ces enfants étaient des monstres, ils ne comprenaient pas pourquoi nous nous en occupions alors qu'eux-mêmes avaient déjà du mal avec leurs propres enfants. Et ils avaient raison : ils avaient du mal à s'occuper de leurs propres enfants et les autres étaient des monstres parce que la culture faisait tout pour les transformer en monstres : il y avait une gamelle par jour, un coup de jet d'eau par mois et pas une parole. Comment pouvaient-ils devenir autre chose que des monstres ? Nous leur avons montré des documents expliquant que si on entourait ces enfants, ils pourraient reprendre un type de développement – non pas leur développement car le traumatisme est gravé dans leur mémoire et dans leur corps – et devenir humain malgré tout. Maintenant les Roumains ont fermé leurs orphelinats, le système des familles d'accueil se développe comme en Amérique du sud (au Mexique ce sont les familles d'accueil qui se développent et non pas les orphelinats), alors que dans d'autres pays comme le Vietnam on continue à développer les grandes institutions sans affection, dépourvues de sens. Le réel est bon, ils ont un lit et des repas mais personne ne leur parle et personne ne donne du sens. Après avoir été ramassés dans la rue par la police, la première chose que l'on fait avec eux est de remplir des papiers. La première conséquence est qu'au bout de quinze jours ils s'évadent et retournent à la rue. La rue est beaucoup plus dangereuse mais là, au moins, il y a de la vie, des événements et de l'affection. Si on agit sur la pensée et le stéréotype social, on change les institutions et les interactions avec les enfants. Ainsi on provoque et on propose des tuteurs de développement, ce qui n'est pas la même chose que les tuteurs de résilience. Anna Freud parlait de *ligns of development*, c'est-à-dire de directions. Mais ces enfants sont blessés, alors on ne va pas parler de tuteurs de développement mais de tuteurs de résilience car ils auront à faire avec ce qu'il reste de bien en eux. Je pense que c'est l'entourage qui doit chercher les braises de résilience et souffler dessus, et c'est l'enfant qui peut dire qui a refait naître l'espoir et la vie en lui, ensuite le travail reste à faire.

GUY AUSLOOS : Un tout petit corollaire, donc on ne peut pas dire que la résilience chez un enfant dépend seulement de ses qualités propres ?

BORIS CYRULNIK : On ne peut surtout pas dire cela. D'ailleurs, il y a une divergence d'opinions sur ce point entre les Américains et nous. Les

Américains emploient le mot *resilient* dans la vie courante mais pour eux cela exprime par exemple ce qui se passe lorsqu'on perd son porte-monnaie : comme ils sont résilients, ils vont en trouver un autre. Pour nous, cela n'a pas de sens et on ne peut parler de résilience que s'il y a eu déchirure traumatique, et la résilience c'est en quelque sorte ce que l'on propose comme couture. Certaines coutures sont très réussies, d'autres sont mieux que rien et d'autres sont ratées. C'est le syndrome post-traumatique des gens prisonniers de leur blessure, non pas du passé puisque justement le travail de la parole consiste à le mettre dans le passé et à en faire un souvenir : « J'ai connu cela, j'ai souffert mais après je suis devenu différent et je suis revenu à la vie » ; cela est un travail de mise en historisation. « Cela m'est arrivé mais je le mets dans mon passé et je redeviens maître de mon émotion et maître de mon identité » ; cela est un travail de résilience. Mais il n'y a pas un seul enfant ni un seul adulte qui puisse être résilient tout seul.

MONY ELKAÏM : Avant de donner la parole à Edith, je voulais juste raconter une histoire. Il y a quelqu'un qui joue un rôle important dans les thérapies de famille, il s'appelle Milton Erikson. Il raconte l'histoire suivante : « C'est l'histoire d'un gosse insupportable qui a passé son enfance à casser les pieds aux gens et qui a fini dans ces lieux où les enfants sont enfermés. Il y a passé la moitié de sa vie. À vingt ans, il arrive dans le village dans lequel il est né. Le lendemain, on apprend qu'une petite barque et la caisse de l'épicier ont été volées. Tout le monde se doute de sa culpabilité. Et voilà que ce type voit passer la fille du plus grand propriétaire terrien du coin. La brave fille passe dans sa carriole, le petit voyou se met devant et lui demande s'il peut l'inviter au bal du samedi soir, elle lui répond que s'il se comporte en homme du monde, elle sera d'accord. Le garçon va au bal du samedi soir avec elle et le lendemain on retrouve la barque et l'argent de l'épicier. Plus tard, il sera engagé par le père de la fille comme homme à tout faire. Il va alors mettre la même énergie pour aider les gens que jadis pour leur casser les pieds. Tout le village fait alors appel à lui pour les petits travaux. Il finit par épouser la fille du propriétaire terrien, ils n'eurent pas d'enfant mais créèrent une fondation pour les gosses délinquants. » Cette histoire d'Erikson parle de la bifurcation, de la manière dont on sort de cet aspect répétitif de faire la morale aux gens.

BORIS CYRULNIK : C'est l'histoire de Tim qui a épousé la fille d'un propriétaire terrien du sud-ouest et qui maintenant s'occupe d'une maison pour handicapés. L'altruisme (on dit cela mais ce n'est peut-être pas le bon mot) est une caractéristique de ces enfants. Anna Freud avait recueilli des enfants après les bombardements de Londres et ces enfants étaient hébétés par l'horreur ou par le malheur car ils avaient vu leurs parents mourir ou ils avaient eux même été pris sous les décombres. Elle se demandait comment faire pour prendre en psychanalyse ces enfants qui ne parlent pas. Ils sont mutiques d'émotion et d'horreur. Elle leur donne à manger et elle est stupéfaite de voir que le premier geste de ces enfants est de partager la gamelle avec les voisins.

Il faudrait trouver un autre mot que l'altruisme parce que l'altruisme fait partie de ces mécanismes de défense qui peuvent parfois être un peu louches, un retournement en son contraire : beaucoup de sadiques sont anormalement gentils. C'est un mot un peu piégé, mais en tout cas les enfants blessés qui deviennent résilients ont tous été contraints de développer leur empathie – cette aptitude à aller découvrir le monde de l'autre. Ensuite ils tissent des liens qui valent ce qu'ils valent mais ainsi ces enfants se recousent, se restructurent. Il faudrait trouver un autre mot qu'altruisme qui est celui qu'avait employé Anna Freud.

EDITH GOLDBETER : Je voudrais vous faire part d'une ou deux réflexions puis j'aurai effectivement une question.

Quand je vous écoutais, j'ai pensé à ce que nous avons fait dans la systémique et qui est assez proche de la reconstruction du monde des représentations, à savoir tout le mouvement des thérapies de narration. La façon de narrer, de se raconter son histoire, son contexte, semble être prédominante dans sa manière de le vivre. Les thérapeutes de ce monde-là, comme Michael White, vont essayer d'aider les familles à créer de nouvelles narrations, à se raconter autrement leur histoire, de manière à ce que ces nouvelles histoires permettent effectivement de vivre en faisant l'économie de la souffrance et du mal-être. Je trouvais qu'il y avait des choses assez proches à un certain niveau.

À un autre niveau, ce qui m'intéressait dans votre notion de résilience (que l'on pourrait opposer à la notion de répétition) est la capacité de renforcer les possibilités de bifurcation, de tournants, par rapport à un chemin que l'on a pris jusque-là et où se répètent des vécus traumatisants et des représentations de son vécu traumatisant aux travers desquels on lit toute son histoire.

Dans ce contexte-là, en amenant de nouvelles questions ou de nouvelles représentations, en suscitant la surprise d'une autre lecture des choses chez nos patients, est-ce que les thérapeutes n'essaient pas d'éviter la répétition en permettant aux patients de rebondir ? Ma question sera la suivante : (c'est une question que nous avons tous, et ce quels que soient nos modèles), quelle est la solidité de ce tournant, de cette bifurcation une fois qu'elle est faite ? Est-ce que vous avez le sentiment qu'à partir du moment où il y a eu une utilisation de la résilience, une nouvelle direction est prise définitivement ? Ou est-ce que ces traumatismes, vis-à-vis desquels on a pris une certaine distance, peuvent réapparaître et créer de nouvelles souffrances quand on se retrouve dans un contexte qui à nouveau triture ces zones sensibles que l'on a peut-être anesthésiées en prenant de nouveaux chemins ?

BORIS CYRULNIK : Narration, répétition, consolidation.

La narration est la méthode la plus sûre pour redevenir maître de ses émotions. Une personne déchirée par un traumatisme est hébétée, elle ne comprend plus ce qui se passe car il y a un surplus d'informations d'une violence insensée. Comment fait-on pour répondre à cela ? La personne est hébétée mais cela ne veut pas dire qu'elle souffre. Nous n'employons jamais l'expression de stress post-traumatique car beaucoup de syndromes traumatiques ne sont pas accompagnés de stress parce que les traumatisés sont hébétés, c'est-à-dire indifférents. À ce moment-là, la narration permet de se raconter soi-même et de reprendre progressivement la maîtrise de soi. Parmi les milliards d'images et de mots qui ont été prononcés depuis qu'ils sont nés, très peu d'images et très peu de mots constituent l'identité narrative des traumatisés. Ils s'identifient par rapport à un événement vécu, à une histoire entendue, une personne rencontrée. Une personne déchirée, hébétée par un traumatisme, ne peut plus répondre. C'est pour cela que les Américains emploient le mot résilience dans le sens d'une épreuve : « Ce n'est rien tout cela, la vie continue : elle m'a quitté, ce n'est rien, la vie continue... J'en ai perdu une, j'en retrouverai dix... Pour quitter un homme comme moi, il faut qu'elle soit folle... » Ça c'est l'épreuve, alors que dans le traumatisme la personne est déchirée, elle ne comprend plus, elle est « morte ».

D'ailleurs Ferenzi parlait d'agonie psychique et je crois que c'est la bonne métaphore. C'est-à-dire que les gens disent : « J'ai été mort. » Barbara dit : « J'ai été morte (elle a été violée par son père et pourchassée par la Gestapo) et je suis revenue à la vie à l'âge de 25 ans lorsque j'ai recommencé à chanter. » Elle a recommencé à chanter à Paris, près de la Conciergerie dans un petit troquet qui s'appelle l'Écluse. Voilà son tuteur de résilience : un événement qui provoque une prise de conscience. « Mais je peux, donc je suis vivante, il reste une braise de résilience au fond de moi, je peux donc vivre. » Le travail reste à faire, mais l'espoir et la vitalité reviennent.

La résilience est un concept qui vient de naître en France il y a moins de 15 ans. Si un jour nous arrivons à bien structurer nos observations, nos expérimentations et nos théories, je pense qu'on en fera une théorie de l'anti-fatalité, de l'anti-destin. Ce sera une théorie du pouvoir thérapeutique de l'historisation. Mais les normopathes, les gens anormalement normaux, risquent de faire taire ceux qui se reconstruisent et d'aggraver leur déni. Tous les blessés de l'âme pratiquent le déni car c'est un facteur de protection, comme le plâtre est un facteur de protection de la jambe cassée.

Dans un premier temps, on est obligé de pratiquer le déni car cela nous protège et nous permet d'avoir une image et de contrôler l'activité excessive qui nous submergerait. Mais si cela dure trop longtemps, nous sommes amputés d'une partie de notre condition humaine. On peut devenir indifférent ou coupé en deux.

Voici l'exemple d'un gentil normopathe qui va séparer en deux un blessé. J'ai connu une patiente qui avait subi un inceste pendant dix ans dans son enfance. Elle devint quand même étudiante en médecine, et blessée par nos publications qui disaient qu'elle ne s'en remettrait jamais et qu'elle était foutue. Elle dit avoir autant souffert de ce qu'elle lisait que de ce qu'elle avait subi. Elle devint étudiante en médecine malgré nos prophéties de malheur. Et la fac de médecine étant une véritable agence matrimoniale, elle rencontra sur les bancs de la fac un homme avec qui elle rêva de faire sa vie. Cela se passa bien entre eux, elle eut très envie de mener sa vie avec lui, il fallait donc qu'il sache à qui il avait affaire. Elle se dit qu'elle devait donc lui dire. Elle emploiera même le terme « avouer » comme si la faute était partagée entre elle et son père – c'est un mot que beaucoup de traumatisés emploient. Elle avoua donc à l'homme de sa vie le crime de son père, crime qu'elle avait subi. Il lui répondit qu'elle fantasmait. Pourtant cet homme-là n'était pas plus méchant qu'un autre. Pourquoi a-t-il répondu comme cela ? Parce que l'« aveu » de cette jeune femme provoquait en lui une telle angoisse qu'il s'en défendait par le déni. Il pratiquait également le déni pour ne pas être submergé par une émotion, par un affect insoutenable. Elle se retrouvait dans la situation suivante : ou elle continuait de vivre avec l'homme de sa vie et dans ce cas-là elle était coupée en deux car il ne pourrait jamais l'entendre en entier, ou elle le quittait, mais elle ne le pouvait pas. Après ce qui lui était arrivé, elle avait trop besoin de la stabilité affective qu'elle attendait de lui. Donc elle choisit de rester avec cet homme qui va poursuivre son travail de résilience. Elle peut avoir confiance en lui. Il va l'aider à recoudre cette énorme déchirure. Mais son déni la coupe en deux, il y aura une partie d'elle qu'il ne pourra jamais entendre. C'est donc un homme gentil qui l'a coupée en deux. Cela veut dire que les autres participent au récit intime de soi, et à l'idée que l'on se fait de soi.

Ensuite il y a le discours social qui peut mettre en valeur ou faire honte aux victimes : soit en faire des héros nationaux, soit les encourager à faire une carrière de victimes. Tout cela, c'est ce qu'Ausloos disait sur les aiguillages.

La deuxième partie de votre question concerne la répétition. Cette étudiante en médecine avait été torturée par nos publications sur la répétition. Un autre exemple : j'ai un petit patient qui a été vraisemblablement maltraité par sa mère et il a fallu les séparer. Il devient étudiant, il se défend bien. Puis un jour je le perds de vue et je le vois revenir à ma consultation livide et plié en deux d'angoisse. Je lui demande ce qui se passe et il me répond qu'il est amoureux. Comme je lui fais remarquer que d'habitude c'est le contraire qui se produit lorsqu'on est amoureux, il me répond qu'il a entendu qu'un enfant maltraité maltraitera ses propres enfants et deviendra un parent maltraitant, or cette femme est merveilleuse, elle veut un enfant. Il a réagi en faisant une tentative de suicide. Ce qui veut dire qu'après avoir été maltraité par sa mère sous les yeux fermés de son père, il a été maltraité par notre propre culture.

Cela nous a amenés à nous associer pour l'occasion, entre thérapeutes, et réunir les enfants maltraités que nous avions suivi pendant longtemps. On a demandé à un président d'association de les appeler et de leur dire de nous téléphoner s'ils le voulaient bien. Nous pensons avoir été éthiques : ils devaient nous faire signe s'ils le décidaient. Nous ne connaissions pas leur adresse et ne voulions pas intervenir directement. Ils nous ont presque tous téléphoné. J'ai eu personnellement 43 enfants maltraités en psychothérapie longue : une a répété la maltraitance et une autre a failli le faire. Lorsqu'on a regroupé nos populations (Jacques

Lecomte[1] en a une centaine) on a frôlé les 200 enfants maltraités devenus parents et avec ce mode de recrutement des informations, on a pu établir quelques chiffres : 5 % ont répété la maltraitance. C'est un taux 8 fois plus important que la moyenne générale, donc il est vrai qu'il y a une tendance à la répétition. Maltraiter un enfant ne lui apprend pas à contrôler ses émotions et c'est peut-être un modèle d'apprentissage qu'il a tendance à expérimenter lorsqu'il est malheureux. Par conséquent, on peut dire que cela crée une tendance à répéter la maltraitance quand on a dû s'y soumettre. Lorsque nous travaillons avec des gens sur la représentation, nous ne sommes pas obligés de nous soumettre à cette tendance. Dès l'instant où l'on travaille la maltraitance, la plupart de ces enfants devenus parents nous ont dit qu'avec tout ce qu'ils avaient connu, le simple fait de lever la main sur leur enfant évoquait tellement de choses pour eux qu'ils se sentaient incapables de le faire et que s'ils le faisaient, ils se sentiraient très coupables. Le slogan qui dit que l'enfant maltraité deviendra un parent maltraitant dit la vérité puisque nous, professionnels, nous recrutons ces 5 %, ces gens qui sont supposés maltraiter leur enfant huit fois plus que dans la population générale. Mais le slogan ne parle pas des 95 % qui ne répètent jamais la maltraitance.

EDITH GOLDBETER : Je ne voulais pas dire que les maltraitants maltraitent et répètent. La question que je posais c'était justement pour tous ceux qui n'ont pas répété, sans utiliser de statistiques. Ont-ils bénéficié de capacité de résilience ? Est-ce que pour vous, une population qui reste dans de la souffrance (maltraitance ou autre) et qui par une rencontre extérieure non professionnelle a pu bifurquer et donc sortir de la répétition, est définitivement « sauvée » ou bien est-ce qu'il y a quelque chose qui se passe au niveau interactionnel de tout un système qui fait que, en soi, le problème pourrait très bien resurgir à un moment ou à un autre ?

BORIS CYRULNIK : C'était votre troisième point, celui de la consolidation. Actuellement, je gère un groupe qui s'appelle « résilience et personnes âgées ». Les membres de ce groupe ont au moins 80 ans, ils sont

1. Jacques Lecomte est Docteur en psychologie, Chargé de cours à l'Université Paris X, coauteur (avec Stefan Vanistendael) de *Le bonheur est toujours possible, construire la résilience*, Bayard, 2000, membre du « Comité scientifique sur la résilience », au sein de la Fondation pour l'Enfance.

divisés en trois sous-groupes. Le premier est composé de personnes qui ont été traumatisées pendant leur enfance ou pendant l'âge adulte, le second de ceux qui ont eut une enfance sans traumatisme et qui ont eu un traumatisme au cours de leur troisième âge, le troisième des gens qui ont eu un traumatisme et qui ont utilisé les mécanismes décrits par Anna Freud ainsi que ceux qui ont été blessés et qui ont accompli un processus de résilience. Il ressort de cela une surprise et une confirmation que la théorie nous permettait de prévoir. La surprise : des gens blessés ont été contraints de mettre au point ce que Georges Belien propose d'appeler les mécanismes de défense constructifs – alors que ceux décrits par Anna Freud et son père, et repris par les psychanalystes, sont plutôt des diminutions de la personnalité, des tentatives de séduction, de l'agression et des adaptations à un milieu agressif. La projection et la régression sont des mécanismes de défense extrêmement coûteux mais il existe des mécanismes de défense constructifs : la rêverie, à condition qu'elle se transforme en passage à l'acte (tout à l'heure, je parlais de la liberté intérieure à condition d'en faire quelque chose) ; l'espoir, à condition de chercher à le réaliser ; l'altruisme, avec la nuance que je propose d'apporter, c'est-à-dire le sens de l'empathie ; la créativité, embellir le crime (trop difficile à entendre et risque de déni), le sublimer en passant par l'œuvre d'art (un roman par exemple, dans lequel le héros sera le délégué narcissique de l'auteur). Comme Barbara qui, violée par son père, exigeait à chaque récital de chanter « Nantes ». Et que dit-elle dans « Nantes » ? « Je voulais qu'il me demande pardon, je n'attendais que cela pour lui accorder mon pardon, à ce moment-là j'aurais eu un vrai père comme les autres et non pas un père monstrueux. » Son père meurt, elle prend le train pour Nantes, son père est mort, elle arrive trop tard et elle chante : « Il est parti sans un adieu, sans un je t'aime. » Elle l'a dit à chacun de ses récitals, sur scène, en public, et c'est comme cela qu'elle s'est recousue.

La consolidation : le groupe fragile c'est le groupe coupé en deux, c'est-à-dire celui qui s'était défendu par le déni, par le clivage et qui n'avait jamais travaillé. Ce que Maria Török appelle le kyste et que moi j'appelle les fantômes. C'est ce qui est resté au fond des blessés. Apparemment ils étaient normaux, puisqu'ils ne fonctionnaient que sur la partie normale de leur personnalité.

Exemple : un médecin fait la guerre du Vietnam (puisque les Français ont fait la guerre au Vietnam). Ce médecin a 24 ans, il vient de finir ses études de médecine et il assiste, et peut-être même participe, à des horreurs. Il revient, s'inscrit pour poursuivre ses études et se spécialise. Il fonde une famille et tout le monde le trouve sympathique. Il fait une brillante carrière médicale et il tourne la page. Or, « on tourne la page » c'est la phrase du déni, on ne tourne pas la page car le traumatisme devient l'étoile noire qui organise notre personnalité, mais on n'est pas obligé de se soumettre et on peut en faire quelque chose. Or lui, il a tourné la page. À l'âge de 74 ans, il doit subir une petite intervention chirurgicale bénigne et, pour donner moins de curare et de barbituriques, les anesthésistes administrent en prémédication de l'atropine et du témesta (un tranquillisant). Ses mécanismes de défense tombent avec le tranquillisant et 50 ans après ce qui s'était passé au Vietnam, l'horreur resurgit comme si cela s'était passé aujourd'hui. Cela veut dire qu'il s'était défendu au sens d'Anna Freud, mais n'avait pas traité la résilience, il ne s'était pas recousu. Vu de l'extérieur on l'avait trouvé costaud, gentil, normal, mais au fond de lui il y avait un secret, une poche douloureuse qu'il n'avait pas traitée. Barbara avait traité son agression, alors que lui ne l'avait jamais traitée. La résilience n'est pas le moyen de rendre quelqu'un solide. Si l'on veut rendre un enfant heureux, il ne faut pas le maltraiter et ne pas le traumatiser. La résilience est une couture et la couture est préférable à la prophétie de malheur mais cela ne veut pas dire que cela rend les gens forts. La couture est parfois réussie, on peut faire sa vie sur une couture réussie. La couture est plus ou moins réussie et il peut y avoir une fêlure, il peut y avoir une maille. Le déni soumet à la résurgence possible, la couture, elle, est variable.

ROMANO SCANDARIATO : J'ai été fasciné par tout ce que vous avez dit depuis le début. Finalement, c'est cette fascination même qui pose problème. Le problème que je me suis posé est le suivant : sachant qu'un traumatisme, comme vous l'avez dit, est ce qui fait que le moi est complètement accaparé par des notions très fortes, on est alors dans le clivage, le déni. On essaie de trouver un territoire à peu près solide et on construit une sorte de digue psychique avec tous les éléments que l'on peut trouver en espérant tenir le coup provisoirement. À partir de là, on essaye parfois de construire quelque chose, cela ressemble un peu au palais du facteur Cheval (avec la chimère de bric et de broc), et parfois cela prend une valeur esthétique et une valeur artistique tout à fait sûre. Il y a des gens qui ont construit des œuvres d'art tout à fait splendides en essayant de se sortir de là.

Ma question est double. D'abord, nous l'avons dit, la construction est magnifique, mais est-ce que métaphoriquement on ne fait pas pire que mieux en encourageant ce mouvement-là ? On leur dit : « Oh, comme c'est beau, c'est magnifique comme mouvement artistique, c'est bien cette affaire-là… » Alors, pour nous faire plaisir, parce que ces personnes trouvent chez nous un soutien positif, elles construisent un dispositif de plus en plus grand qui finit par leur échapper, et si le contexte n'est pas suffisamment soutenant il y a un effondrement. Je pense par exemple à Romain Gary, comme une personne qui a été rattrapée par son personnage. Ma question est celle-ci : est-ce que parfois le fait d'aider les gens à construire un mécanisme résilient dans un premier temps, ne risque pas de les mettre dans une spirale où justement ils n'auront plus la possibilité ou le loisir d'aller voir de l'autre côté de la barrière, c'est-à-dire de pouvoir élaborer ce traumatisme-là ? Donc, comment établir la barrière entre les deux et comment les aider efficacement dans les deux registres pour essayer de favoriser une intégration et une levée de clivage sans se contenter d'un appui un peu idéalisé ?

BORIS CYRULNIK : Le travail, l'élaboration de la résilience, ne consiste pas à idéaliser l'œuvre d'art ou la réussite sociale. La réussite sociale ou l'œuvre d'art ne sont pas des critères de résilience. Ce sont des procédés, une manière de rejoindre le monde des humains d'où on a été chassé par le traumatisme, la guerre, l'inceste, l'exclusion sociale, etc. On travaille avec des associations qui ont recueilli des enfants il y a 50 ans, et on les revoit aujourd'hui pour leur demander comment ils ont passé leur vie. On observe directement. C'est une méthode catamnéstique qui nous donne en même temps les résultats de l'observation directe, le résultat de la représentation et celui d'un devenir social pendant une vie entière. On constate qu'il y a des institutions qui ont recueilli après la guerre des enfants des rues ou maltraités. Ils ont, statistiquement, fait très peu d'études. La plupart de ces enfants ne sont pas scolarisés, ils ont des biographies de malades et dans cette population il y a eu énormément d'accidents. Quand on parle avec des témoins, on se rend compte que ces comportements n'étaient pas accidentels mais que c'étaient des comportements de prise de risques excessifs qui un jour ou l'autre avaient une probabilité d'accident supérieure à la population générale. On compare avec une deuxième institution qui a recueilli également un millier d'enfants, et on a l'observation directe : deux cents histoires de vie. On se rend compte que dans cette institution-là, la prise en charge des enfants était totalement différente parce que la représentation des éducateurs était totalement différente. Dans la première institution les éducateurs (le métier d'éducateur n'existait pas en 1950 mais on va employer ce terme) pensaient qu'il ne servait à rien de parler avec les enfants mais qu'il fallait les endurcir et leur apprendre à surmonter le mal. Leur idéologie a fait qu'effectivement ces enfants n'ont pas pu travailler le traumatisme qui était en eux et qui est resté en eux. Cela explique peut-être cette tendance à l'accident, cette attraction pour l'accident. Dans la seconde institution (l'Institution catholique de l'Essor) les éducateurs pensaient qu'un enfant sans famille n'avait pas à faire d'études et qu'il fallait qu'il apprenne un petit métier et qu'une fille sans famille n'avait qu'à faire des enfants et s'occuper de sa famille. Ce qu'ils ont fait. Très peu d'accidents, très peu de maladies, pas de consommation médicale, pas de consommation psychiatrique, pas de réussite intellectuelle, pas de réussite sociale, familles charmantes : jardinier, conducteur de bus, pas de création artistique. Mais pour nous, ils sont résilients, ils se sont recousus, ils ont fondé des familles, ils ont arraché du bonheur et ils ont donné du bonheur. C'est un contrat respecté. La troisième institution avec laquelle je travaille, c'est l'Institution juive de la Commission Centrale de l'Enfance à Paris. Là, plusieurs milliers d'enfants incroyablement massacrés, mourants et morts psychiquement pour un grand nombre. Résultat biographique 50 ans plus tard : un prix Nobel, Élie Wiesel, un grand nombre de scientifiques, de professeurs d'université, un nombre statistiquement significatif de psychiatres et de psychologues. Dans cette institution, il y a eu des réussites sociales et des réussites intellectuelles très impressionnantes, mais lors des entretiens intimes on arrive presque à ressentir (ce n'est pas un travail scientifique, c'est un sentiment) que dans l'Institution catholique de l'Essor il n'y a pas eu de réussites sociales et intellectuelles mais que chacun a trouvé une grande tranquillité intime alors que dans l'institution juive, où il y a beaucoup de réussites sociales et intellectuelles, on a l'impression que cela saigne encore.

J'ai employé volontairement et abusivement la métaphore du tricot : « On se tricote. » Alors cela dépend de l'autre maille du tricot, de celle qui nous est fournie par l'idéal social, par la structure sociale, par la pensée collective, par le travail psychologique, par le travail artistique, etc. Il faut donc agir sur les ressources internes, souffler sur les braises de résilience. Mais il n'y a qu'une certitude, qu'une valeur prédictive : si on ne fait rien, ces enfants ne deviendront rien. Voilà une certitude que l'on peut défendre à mon sens. Maintenant, ce qu'on va faire dépend beaucoup de nous et de la manière dont on va penser l'interaction avec ces enfants. Est-ce qu'on doit les encourager à la réussite sociale ? Cela dépend autant de nous que d'eux. Quant à la consolidation (je crois que l'on peut dire cela de tout le monde dans la salle, et même pour la psychanalyse) c'est une vérité de la condition humaine.

MICHEL MAESTRE : Tout à l'heure nous avons vu avec Mony comment utiliser nos résonances en psychothérapie, je voudrais vous poser une question en ce qui concerne les psychothérapies. Dans votre dernier ouvrage, *Le murmure des fantômes*, vous avez écrit : « L'empathie, cette attitude à se mettre à la place de l'autre, est certainement un facteur essentiel de la résilience. Se mettre à la place de l'autre permet de le calmer, éventuellement de l'aider ou de lui faire plaisir en offrant un spectacle. » Est-ce que la séance de psychothérapie peut être cette chorégraphie dont les conditions du contexte sont proposées par le psychothérapeute, où le patient va livrer cette narration dont vous avez parlé tout à l'heure qui va vous permettre, et je vous cite encore une dernière fois, « de recoudre les morceaux d'un moi déchiré » ?

BORIS CYRULNIK : Ce qui avait étonné Anna Freud (bien qu'elle n'ait pas utilisé le mot empathie) est le fait que soit les enfants étaient mutiques du fait du traumatisme, soit que dès qu'une braise de vie (de résilience) revenait chez ces enfants, ils percevaient un autre et si cet autre n'était pas intrusif alors c'est eux-mêmes qui tentaient le partage d'un aliment.

Nous avons fait une observation éthologique sur les enfants arrivant le premier jour à l'institution. Ils se *périphérisent* presque tous. On a proposé ce mot issu de l'éthologie. Il signifie ici, qu'au lieu d'aller au cœur social de l'adulte de référence, de la figure saillante ou des jeux d'enfants, ils se collent dans un coin de la pièce et augmentent leurs activités autocentrées. Ils évitent les regards et à ce moment-là, si quelqu'un partage avec eux un aliment, un geste (c'est souvent un bout de gâteau ou un fruit), ce sont eux qui vont souvent au centre de la vie sociale et qui paient leur entrée dans la vie sociale en donnant quelque chose. Je pense que ce comportement de cadeau leur donne un rapport d'égalité.

Je pense par exemple à un petit garçon qui était placé pour cause de maltraitance et qui était invraisemblablement sale. Quand il est arrivé dans l'institution, la dame qui l'a lavé l'a fait sans méchanceté, mais elle n'a pas pu s'empêcher de faire une grimace de dégoût. Quand on a parlé ensuite avec le petit garçon, il nous a dit qu'il détestait la dame qui l'avait aidé mais qu'il pardonnait à ses parents qui l'avaient maltraité et qui l'avaient laissé vivre dans une crasse insoupçonnable. Comme disait Mony ce matin, on ne peut pas violer les gens en entrant dans leur monde mental brutalement. Les enfants blessés nous donnent quelque chose et à ce moment-là ils rétablissent un rapport d'égalité. Tous ces enfants déchirés ont probablement une faculté d'apprentissage à l'empathie qui leur est particulière. Ceux qui n'ont pas cela restent autocentrés. La résilience devient alors difficile mais, en revanche, dès le moment où l'enfant tente de la développer, parfois il la développe même trop et cela mène au masochisme, ils peuvent tenter une couture plus facile.

MONY ELKAÏM : Voici encore une histoire sur l'égalité. La première est l'histoire de deux psychiatres/psychanalystes, Karl Whitaker et Malo, qui ont vu en cothérapie une dame pendant des années, une dame assez perturbée. Ils ont enregistré tous les entretiens pour voir ce qui se passait au niveau non verbal. Au bout de ces longues années, à la fin de la thérapie, ils ont dit à la dame : « Madame, quel est le souvenir le plus important que vous ayez ? » Ils attendaient une interprétation géniale or elle leur répond qu'un jour, pendant une séance de thérapie, les deux psychiatres ne disaient rien, elle non plus et « c'était juste bien ». C'est exactement ce que tu dis sur l'égalité, car elle n'était plus la patiente. Je trouve cela très important.

## *Questions du public*

UN JEUNE HOMME DANS LE PUBLIC : J'étais un peu étonné tout à l'heure car vous parliez essentiellement des enfants et des traumatismes. Ce matin, Mony a montré une famille avec des problèmes de couple, je me demandais alors si votre travail sur la résilience s'appliquait également aux problèmes de couple et aux familles ?

BORIS CYRULNIK : Il y a des couples et des familles qui encouragent la résilience et d'autres qui l'empêchent. Il y a des ententes de couple qui encouragent la résilience (mais comme vous l'avez dit cela peut être un étayage fragile), et il y a des groupes sociaux qui encouragent la résilience et d'autres qui l'empêchent. Dans les couples, je pense par exemple à un enfant maltraité célèbre (il en a fait un livre : *L'enfant bleu, l'enfant dans le placard*) à qui une autre petite fille invraisemblablement maltraitée téléphone et dit avoir la même enfance, le même monde intime et les mêmes réactions. Ils sont mariés, ils vivent ensemble et chacun s'étaye. Tout le monde pense que tout est parfait et que le problème est réglé. Mais moi je pense que le problème n'est pas réglé. Ils s'étayent et ne se font pas de mal, mais ils développent un hyper attachement anxieux et leur autonomie devient impossible. Ils ne pourront pas vivre l'un sans l'autre parce que l'un, pour être bien, a besoin de la présence constante de l'autre. Vue de l'extérieur, l'interprétation culturelle donne à penser que lorsque l'on associe nos malheurs cela est mieux. Dans ce cas-là, c'est une résilience fragile, ils ne se font pas de mal, ils se renforcent mais ils sont très vulnérables.

Un deuxième cas est celui où certaines familles encouragent la résilience alors que d'autres l'empêchent. À Marseille, un groupe de parole de femmes violées m'a invité. J'ai appris que dans ce groupe certaines familles empêchaient ces femmes de s'en sortir en pleurant constamment avec elles. Or, toutes ces femmes disaient avoir récupéré leur dignité le jour où un homme leur avait dit attendre quelque chose d'elles, qu'il comptait sur elles. Ce jour-là, cet homme leur a donné leur vraie place de femme et cela a constitué un travail de résilience, alors que certaines familles empêchaient ces femmes de récupérer leur dignité. Il existe des stéréotypes sociaux qui condamnent. Dans notre culture on pense encore que pour l'enfant maltraité les monstres sont tapis au cœur de l'enfance meurtrie et qu'ils resurgiront un jour. Cela constitue une prophétie de malheur. Il y a des cultures qui ont ce genre de prophéties et qui croient en ce genre de stéréotypes sociaux. Croyant en cela, ils organisent des institutions qui sont des institutions de renfermement. J'ai travaillé en Colombie avec les enfants des rues, on a été agressé. Les gens nous disaient que nous nourrissions de futurs assassins. On leur expliquait que si on ne s'occupait pas de ces enfants, ils n'avaient pas d'autre choix que de devenir délinquants s'ils voulaient vivre et que si en revanche on s'occupait de ces enfants, un grand nombre d'entre eux ne deviendrait pas délinquants. Donc il y a des cultures qui empêchent la résilience et d'autres qui donnent une possibilité de résilience.

Une autre personne dans le public : Est-ce qu'il y a besoin du pouvoir de confirmation (une manière de dire *oui, tu as subi tel trauma*) pour pouvoir être résilient ? Et, est-ce qu'on va devoir dépasser le déni réel ou apparent ?

BORIS CYRULNIK : Alors, si j'ai bien compris votre question, je pense que pour nous, dans notre définition, on ne peut parler de résilience que s'il y a eu déchirure traumatique, sinon, c'est une épreuve. Dans l'épreuve, la victime reste elle-même, dans la déchirure traumatique, elle se sent morte ou plus ou moins morte. Maintenant, pour les blessés que l'on cherche à aider, je pense qu'eux-mêmes disent un jour ne pas avoir été soumis à leur déchirure et avoir fait quelque chose de ce que la vie a fait d'eux. C'est presque la paraphrase de Jean-Paul Sartre : « Qu'allez-vous faire de ce qu'on a fait de vous ? » Ces adultes qui ont été des enfants ou ces adolescents déchirés disent qu'ils ont eu la blessure mais qu'ils en ont fait quelque chose.

MONY ELKAÏM : Dans certains couples où chacun renforce la construction du monde de l'autre, le couple fait prophétie auto-réalisatrice des deux côtés. Cela peut très bien fonctionner puisque l'un est soulagé par le comportement de l'autre qui montre bien à quel point c'est sa faute. Chacun se sent le prisonnier et sent l'autre comme le geôlier. Alors que, s'ils étaient seuls, ils risqueraient d'être prisonnier et geôlier à la fois. Ce qui amène le changement, c'est le moment où l'un des deux sort de la malédiction, sort de ce mouvement qui renforce la conviction qu'il ne peut que répéter, qu'il ne peut qu'être bloqué par ce qu'il a toujours vécu comme certain et cet avenir, cette construction du monde, qui lui est réservé. J'aime beaucoup la manière dont vous avez parlé de ce tricot qui permet non seulement de réchauffer mais d'ouvrir. Merci beaucoup.

# GUY AUSLOOS

## *La notion de compétence*

J'ai envie de lancer tout à l'heure un pavé dans la mare, mais je voudrais tout d'abord parler en quelques mots de cette notion de compétence et je vais faire une phrase savante (après ça il n'y en aura plus) : résonance, résilience et compétence ont une assonance dans la désinence mais pas seulement. Une assonance, c'est que ça a le même son et la désinence c'est la fin du mot. Résonance, résilience, compétence, cela ce termine de la même façon, mais il n'y a pas que ça. Je pense que ce sont en fait trois thèmes très connexes, et en préparant cette conférence aujourd'hui, je réalisais que, en fait, Mony Elkaïm et moi, pour ce qui est du domaine de la systémique, et Boris Cyrulnik dans ses propres recherches, nous avons évolué depuis les années 70, et nous avons chacun privilégié certains aspects. Mony Elkaïm a privilégié celui de la résonance, et des singularités, au même moment je commençais à m'attacher à l'idée de la compétence, et Boris Cyrulnik, comme il le disait hier, a développé depuis une dizaine d'années la notion de résilience, qui, bien sûr, est importée des États-Unis, mais dont il a fait quelque chose de beaucoup plus riche que le concept un peu simpliste, peut-être, que certains Américains attachent au mot résilience.

Comment suis-je arrivé à cette notion de compétence ? Et pourquoi j'ose parler de la compétence des familles, alors qu'on nous a, au contraire, surtout parlé des familles dysfonctionnelles, des familles incestueuses, des familles à transactions délictogènes ou à transactions schizophénigènes ? À part Pierre Fontaine, professeur à Louvain, qui s'est intéressé à la famille normale, je connais peu d'écrits qui disent ce qu'est « être une famille relativement normale ». Pour ma part, je n'en connaissais pas, c'est pour cela que j'ai intitulé mon livre *La compétence des familles.* Je ne connaissais pas de professionnels qui disaient : « Il faut vraiment s'appuyer sur ce que les gens savent faire ! » On disait plutôt : « Il faut corriger ce qu'ils ne font pas bien et il faut leur apprendre ce qu'ils ne savent pas faire. » Bien sûr, ce que je suis en train de dire est un peu caricatural et schématique. Il faudrait faire des nuances. Dès les années 60, des gens comme Virginia Satir s'intéressaient déjà à la richesse des gens qu'ils rencontraient, mais la plupart des livres et des articles que j'ai pu lire étaient centrés sur le côté négatif de la relation. Boris Cyrulnik faisait hier également allusion à ce côté négatif de notre culture, à cette vision pessimiste, on pourrait presque parler d'une culture du pessimisme, de la culpabilisation ou du négativisme, ce besoin que nous avons toujours de chercher ce qui ne va pas, au lieu de s'intéresser à ce qui fonctionne.

Bien sûr, cela ne m'est pas venu d'emblée comme idée, je ne me suis pas dit : « Tiens, il faudrait travailler la compétence », mais quand dans les formations que je donnais je présentais des vidéos sur la façon dont je travaillais avec les familles, on me disait souvent : « Mais, Guy, c'est étonnant, il y a un problème là, la mère parle d'un problème, et tu ne t'es pas mis à travailler sur ce problème », je répondais non, parce que j'avais l'impression qu'elle avait déjà assez souffert de ce problème et j'avais envie de travailler avec quelque chose qui lui permette, peut-être, de se sentir une meilleure mère.

Je prendrai un exemple assez récent et d'autant plus intéressant qu'il n'est pas de moi. Dans l'institution que j'ai créée il y a cinq ans on s'occupe de ces jeunes dont personne ne veut parce qu'ils sont beaucoup trop destructeurs, violents, agressifs pour les bonnes institutions psychiatriques, et ils sont beaucoup trop malades, perturbés, avec des difficultés relationnelles, pour les bonnes institutions qui s'occupent de troubles du comportement. C'est l'histoire d'une jeune fille de douze ans qui nous est envoyée. Elle est à l'isolement dans un milieu psychiatrique depuis plusieurs semaines. Ses caractéristiques psychologiques la conduisent à se déshabiller fréquemment, se masturber en public, s'essuyer sur les éducateurs à proximité. Elle urine également dans les couloirs et boit son urine. Disons qu'*a priori* ce n'est pas le genre d'enfant avec qui on a envie de travailler, de plus, évidemment, elle est obèse ! Je dis évidemment, comme si elle n'avait pas encore assez de symptômes. Les parents arrivent avec leur fille, l'éducateur qui les reçoit dit aux parents : « Madame, Monsieur, je vous trouve bien courageux d'être encore là avec tout ce que votre fille vit et avec tout ce que vous avez vécu avec une fille aussi problématique. » La mère se met à pleurer et dit :

« Mais pourquoi vous me dites que je suis courageuse ?

— Parce que ça me montre que vous l'aimez votre fille, répond l'éducateur.

— Mais on me dit depuis des années que j'étais beaucoup trop fusionnelle, que j'étais hyper-protectrice et que j'étais en train de détruire ma fille. Que si elle était dans cet état-là c'est que je n'avais pas été capable de rompre le cordon ombilical. Et vous, vous me dites que je l'aime ! Mais évidemment que je l'aime ! Mais comment ça se fait, vous êtes le premier qui me dit ça ! »

On a souvent souligné dans nos interventions, sans aucune mauvaise intention, ce que les gens ne savaient pas faire ; en même temps on les bloque, on les empêche de continuer à évoluer avec nous, ils sont noyés dans leur culpabilité.

C'est quelque chose que je ressentais depuis longtemps, dans les entretiens familiaux, et qui m'amenait à ne pas aborder un certain nombre de choses. Prenons les thèmes les plus banaux comme la surprotection maternelle ou l'absence du père par exemple. Avec ça, on résume la moitié des problématiques familiales décrites par les professionnels. À quoi ça sert de dire à une mère qu'elle est hyper-protectrice ? Elle le sait ! Il y en a quinze qui le lui ont dit, et en plus elle l'a lu dans *Marie-Claire*, l'un des grands supports de la psychologie populaire. Elle a lu qu'une mère ne doit pas être comme ça ! Et le père absent, il le sait évidemment, il travaille dix heures par jour parce qu'il faut payer les hypothèques, parce qu'il y a la voiture, alors il n'a pas le choix. Il sait qu'il devrait être plus souvent à la maison, passer plus de temps avec ses enfants. Pensez-vous qu'il attende de venir nous rencontrer pour apprendre ce qu'il sait déjà ?

L'École de Palo Alto a bien montré, avec tout le travail sur le paradoxe, que lorsqu'on souligne quelque chose qui ne va pas, les gens ont tendance à se défendre. Quand vous arrivez en retard au travail et que votre chef vous accueille en disant : « Tu as vu l'heure ? Vingt minutes de retard, qu'est-ce qui se passe ? » ; mais comme vous saviez que vous alliez arriver en retard vous avez déjà préparé la bonne excuse et évidemment vous servez la bonne excuse. Vous savez que ce n'est pas vrai et votre chef sait que ce n'est pas vrai et on fait comme si c'était vrai. Les parents font la même chose, quand on les accuse ils font semblant que ce n'est pas vrai, et qui paye la note ? L'enfant. L'enfant qui se trouve ainsi triangulé parce que il y a une chose sur laquelle on va être d'accord : « Oui je suis une mère hyper-protectrice, d'accord tu es un père absent, mais le problème c'est quand même notre fils, il est né comme ça. » Et ce courant s'accentue de jour en jour, en tout cas en Amérique du Nord, mais comme en général il n'y a pas que les Coca-cola® et les MacDonald's® qui émigrent, il y a aussi les idées, on va de plus en plus parler de la génétique et on va de plus en plus parler d'une certaine forme de génétique, c'est-à-dire que l'on va remplacer la prédestination du protestantisme par la prédestination génétique : les enfants ont des troubles du comportement parce que dans leurs gènes il y avait des troubles du comportement qui étaient prévus. Bien sûr, ce n'est pas la position de Boris Cyrulnik, ce n'est pas celle non plus de Roland Jacquard, qui malheureusement tendent à devenir des exceptions. On est de plus en plus centré sur l'idée que si l'enfant ou l'adolescent a des problèmes, ce n'est pas de la faute des parents, mais c'est à cause de ses prédispositions génétiques, activées par ce qu'il a vécu. Et en psychiatrie, il y a une fameuse formule qui est la notion de vulnérabilité-stress : lorsque quelqu'un est vulnérable, s'il vit un certain nombre de stress, le problème émerge. Avec cela on a évidemment toujours raison. En effet, je ne peux jamais être contredit si je dis que cet enfant est obsessionnel parce qu'il se lave cinquante fois les mains par jour, qu'il a une vulnérabilité génétique qui le prédisposait à faire cela, et que le stress environnemental a fait émerger sa pathologie. On sait bien qu'une théorie qui ne peut être contredite n'est pas scientifique, n'empêche que la génétique est en train de prendre une place énorme dans notre champ d'intervention et de pratique.

Tout ça pour dire que dans les années 70, début des années 80, on me faisait remarquer que je ne travaillais pas comme il fallait parce que je ne questionnais pas suffisamment ce qui n'allait pas. Ça commençait à me préoccuper, je n'osais surtout pas en parler dans les conférences ou formations que je commençais à donner. Je me disais, ça doit être une des caractéristiques de ma personnalité, je ne dois pas être suffisamment à l'aise pour aller creuser cela. Il faudrait que j'essaye de corriger ce défaut, c'est peut-être de la timidité, c'est peut-être un excès de gentillesse mal placée ; je prônais donc auprès de mes étudiants le travail sur les difficultés des patients, ce que je ne faisais pas moi-même.

Et à ce moment-là je suis tombé sur le livre d'un auteur anglo-saxon qui parle du bébé compétent, *The competant baby*, et le mot compétent m'a accroché. Un bébé est compétent pour faire ce que doit faire un bébé. Arrêtez de le trouver incompétent parce qu'il ne peut pas faire ce que fait un enfant de cinq ans. Un bébé n'est pas incompétent parce qu'il ne marche pas. Il est compétent parce qu'il a un pouvoir de succion qui est extrêmement puissant, il a un pouvoir de succion qui, paraît-il, au centimètre carré est équivalent à la grande presse hydraulique du Creusot ; quelqu'un s'est amusé à calculer ça. En tout cas, quand on met le doigt dans la bouche d'un bébé on sent bien que ça suce très fort, il est très compétent pour ça. Il est compétent pour dormir, il est compétent pour crier, (quand vous avez un bébé qui crie… s'il y en avait un ici dans la salle, c'est sûr qu'on serait tous dérangés), il est compétent pour digérer, il est compétent pour sourire… Regardons ce qu'il sait faire et n'attendons pas de lui ce qu'il ne sait pas encore faire. Et même la neuropsychologie nous a appris qu'il fabrique un million de connexions neuronales par jour, c'est extraordinaire ! Et après, quand il a un an, un an et demi, il commence à devenir un des plus grands physiciens qui soit au monde, il fait de l'expérimentation à longueur de journée. Il prend le crayon, il le laisse tomber. Il fait de l'acoustique, il analyse le bruit, il fait des études sur la chute des corps, il fait des études sur la résistance des matériaux, c'est un chercheur extraordinaire. Je me suis dit : « Tiens, mais si j'appliquais la notion du bébé compétent aux jeunes que je rencontre et aux familles que je rencontre, est-ce qu'il serait possible de les penser compétents ? »

Puis je n'y ai plus beaucoup pensé jusqu'au jour où je suis tombé sur un compte rendu d'un livre de Jean Delumeau (historien au Collège de France) intitulé *Le péché et l'occident.* Jean Delumeau a surtout étudié le Moyen Âge. Ce livre a 700 pages mais la thèse principale est très simple : en occident judéo-chrétien nous élevons nos enfants en corrigeant les fautes plutôt qu'en soulignant les capacités. Quand j'ai lu ça, je me suis dit : « Mais il connaissait mes parents ! » Je ne sais pas si Michel Maestre est de l'ère « avant le lave-vaisselle », mais moi oui, ce qui fait qu'évidement une des tâches que devait faire un enfant était la vaisselle. Quand on faisait bien la vaisselle, on ne nous disait rien ; mais quand une poêle était restée un peu grasse : « Guy, viens un peu. Tu appelles ça faire la vaisselle ? C'est quand même pénible, il faut toujours qu'on passe derrière toi ! Tu ne pourrais pas faire ça immédiatement ? » Etc. Quand je ramenais un bon bulletin, ça m'arrivait quand même, (on appelait ça des bulletins dorés dans mon école) quand j'avais un bulletin doré mon père me disait : « Tu vois que tu es capable ! Tu ne pourrais pas me rapporter un bulletin comme ça toutes les semaines ? » Je finissais par me dire qu'il valait mieux que je ne rapporte pas de bulletin doré. Et puis j'ai réfléchi un peu plus tard pour réaliser que je faisais la même chose avec mes enfants. Il faudrait peut-être corriger le tir. Parce qu'à force de souligner ce qui ne va pas sans amplifier ce qui va bien, évidemment on est dans un processus où la culpabilité ne cesse d'être activée et donc de se développer pour nous envahir totalement.

Et puis je suis tombé sur le livre de Michel Foucault, *La volonté de savoir*, où il compare la psychothérapie à la confession, en disant : dans la confession, il faut avouer ses fautes pour obtenir le pardon, dans la thérapie, il faut parler de ce qui ne va pas pour avoir des chances d'aller mieux. Vous connaissez tous le proverbe : « Faute avouée, faute à moitié pardonnée. » Qu'est-ce qu'on fait avec l'autre moitié ? On fait de la culpabilité. Vous faites tous de la culpabilité, pour des tas de choses, on fait de la culpabilité pour nos enfants, on fait de la culpabilité pour notre couple, on fait de la culpabilité pour nos vieux parents, on fait de la culpabilité professionnelle, etc. Ou alors on fait un déni de cette culpabilité, oui c'est possible mais c'est un déni, et comme le disait Boris Cyrulnik hier, en évoquant Anna Freud, c'est un mécanisme de défense négative.

Ces choses-là mises ensemble m'ont amené à essayer de me dire : au lieu de travailler sur la faute, pourquoi ne pas travailler sur la compétence et la *circularisation* de l'information. Mony Elkaïm a fait allusion au fait que la deuxième cybernétique nous a montré que les relations étaient circulaires, on a créé le mot *circulariser* parce que ce n'est pas simplement faire circuler de l'information mais amener chacun à être mieux informé sur ce qu'il vit dans la relation. Je n'ai pas besoin de m'étendre, hier, dans la simulation, Mony Elkaïm a très bien montré ce que c'est qu'un questionnement circulaire. Rappelez-vous seulement le moment où il questionne la sœur sur « ce qu'elle sait que le frère sait et que les parents n'ont pas dit », ça c'est un bel exemple de questionnement circulaire.

Ainsi, cette réflexion m'a amené à réellement insister sur la compétence des patients et à essayer de travailler avec cela. D'autant plus que la deuxième cybernétique peut se formuler en disant : « Dès que je rencontre quelqu'un ou une famille, je fais partie du problème de cette personne ou de cette famille ; par mon questionnement je peux les aider à en sortir, mais je peux aussi contribuer à les y plonger. » Donc travailler avec la compétence, c'est être attentif à ne pas poser des questions qui risquent d'induire, chez celui qui doit répondre, l'idée qu'il ou elle n'était pas à la hauteur de la situation.

Quand j'ai commencé la pédopsychiatrie, l'équipe avec laquelle je travaillais avait un programme de recherche. Il fallait proposer tout un questionnaire aux mères qui venaient pour la première fois en consultation. Ce questionnaire de quatre pages était imprimé sur une feuille pliée en deux, c'était donc assez facile, il suffisait de cocher. Alors on commençait par les premières questions et on s'est retrouvé dans cette situation absurde de dire à la mère : « Bonjour Madame, donc vous êtes venue parce que votre fille de onze ans a des problèmes avec l'orthographe ? D'accord, mais on va d'abord faire un peu le tour de son histoire. Comment s'est passée votre grossesse ? »

Ce qui nous ferait convenir que Madame est là parce que sa fille a rencontré un problème d'orthographe à onze ans :

« Comment s'est passée votre grossesse ?

— Mes grossesses se passent toujours très bien, j'ai eu trois enfants. Ça a toujours été merveilleux, ce sont des moments où je suis très heureuse. »

Bon, on mettait zéro ou bien un petit trait, parce qu'il n'y avait aucun intérêt dans ce qu'elle disait.

« Et l'accouchement ?

— Même chose. »

Un petit trait.

« Et est-ce que vous lui avez donné le sein ?

— Ah, là j'ai eu un problème.

— Ah oui ?

— Oui parce que j'avais des crevasses, etc. J'aurai bien voulu allaiter… »

Alors là je me mettais à écrire frénétiquement. Et puis vous pouvez imaginer la suite du questionnaire : à quel âge a-t-il marché ? quand est-ce qu'il a fait ses dents ? quand s'est-il tenu assis ? quand a-t-il commencé à parler… ? Chaque fois que la réponse était tout à fait normale je mettais un petit trait, et chaque fois qu'il y avait un problème je reprenais. Quand Madame sortait après une heure de cet interrogatoire, elle ne pouvait que se dire : « Je croyais que ma fille avait simplement un problème d'orthographe, mais en fait je ne l'ai pas allaitée, elle n'a pas été assise au bon âge, les premières paroles n'ont pas… »

Les gens étaient catastrophés, mais je n'en avais aucune conscience, et encore moins les chercheurs qui avaient proposé cela. On n'avait aucune conscience de ce qu'on faisait avec les personnes qu'on recevait en consultation. Au Québec, on appelle cela la cueillette des données, je trouve cela joli la cueillette, plutôt que la récolte. De fait, on allait cueillir les pommes pourries et on oubliait qu'il y avait des bonnes pommes. Faire la cueillette des données, c'est très utile pour les dossiers, c'est absolument inutile pour l'intervenant et pour les personnes qu'il a en face. Mais vous savez tous que nous sommes essentiellement payés pour faire des dossiers, et non pas pour rencontrer les gens. Il faut que les dossiers soient bien remplis. Je pense que vous avez tous des supérieurs hiérarchiques qui vérifient vos dossiers, mais ils oublient la plupart du temps de demander à vos clients s'ils sont satisfaits des services rendus.

Malheureusement, on en est de plus en plus là en Amérique du Nord. Avec la crainte des poursuites, il faut faire des dossiers de plus en plus complets avec plus de renseignements sur un public qui a le sentiment d'être pris en photo, dans une vie qui est avant tout cinématographique. La photographie ça fige les choses à un moment, alors que le cinéma – qui signifie mouvement en grec – les fait bouger. Nous sommes toujours en mouvement, les gens que nous rencontrons sont en mouvement, ils évoluent, ils modifient leur mode de fonctionnement. Mais en tant que professionnels nous prenons trop souvent des photographies qui restent figées. C'est mon petit couplet sur les dossiers, et j'aimerais que les dossiers soient écrits d'une encre qui s'efface progressivement. Vous avez sans doute connu le bon temps des premières photocopies, faites sur un papier très spécial qui après trois ou quatre ans devenait illisible. Si au moins tous les dossiers étaient comme ça ! Mais non.

Prenons la situation de cet adolescent de quinze ans. À l'arrivée dans le service, on demande les dossiers le concernant et on vous amène une pile de trois gros dossiers. Le premier c'est celui de la protection de la jeunesse qui le suit depuis l'âge de deux ans. Le dossier est quasiment blindé, impossible de le traverser même si on tirait une balle dessus. On peut dire que cet enfant est bien protégé, par les dossiers. Je ne dis pas qu'il est inutile de savoir l'histoire de la personne, l'historicité est importante. Je dis simplement que l'on inscrit beaucoup trop de choses inutiles. Si vous regardez les dossiers, vous allez voir qu'on a évidemment mentionné que le père est absent, qu'il a tendance à boire un peu trop (c'est d'ailleurs pour ça aussi qu'il est absent), en plus, après le travail, il va boire un verre. Vous apprenez également que lorsque l'enfant avait six ans on disait que le père avait peut-être un problème d'alcool, qu'à huit ans le père avait tendance à boire un peu trop, qu'à dix ans le père était devenu alcoolique. Non, ce monsieur n'a pas augmenté sa consommation de boissons alcoolisées, mais malheureusement, avec la transmission des dossiers la répétition des propos a été à chaque fois amplifiée, un peu comme dans le jeu du téléphone.

Comment voulez-vous travailler avec la compétence de ce père ? Et c'est quoi la compétence de ce père ? Ce père aime bien le football.

Alors, bien sûr, il regarde les matchs à la télé, mais il a aussi inscrit son garçon au club de football de son quartier ; il l'accompagne chaque fois que c'est possible. Il assiste aux matchs et encourage son fils du bord de touche. Tous les samedis, ils partagent ce moment très privilégié. Avez-vous déjà trouvé cela dans un dossier ? Le père accompagne son fils tous les samedis au club de football ! Mais non, ça n'a pas d'intérêt pour le dossier, pourtant, comme clinicien, c'est avec ça que je vais pouvoir travailler et non pas avec le fait que, lorsque ce père finit son travail, il a envie d'aller boire sa bière avec les copains. Est-ce que je vais le culpabiliser en lui disant : « Mais Monsieur, vous vous rendez compte, pendant que vous buvez une bière avec vos copains vous pourriez aussi être à la maison, vous pourriez aider votre femme, vous pourriez la soulager, vous pourriez faire les devoirs avec votre fils ? Vous me parliez de ses difficultés scolaires, c'est pendant que vous êtes au bistrot qu'il a les difficultés avec les devoirs. » Si je lui dis ça, pensez-vous qu'il va revenir ? Et vous avez probablement tous fait l'expérience de ces pères qui viennent éventuellement au premier rendez-vous et puis qu'on ne voit plus. Questionnez-vous sur la façon dont vous les avez reçus. Parce qu'on embarque souvent dans le discours de la mère et c'est compréhensible. La mère dit : « Oui, il y a des moments où je me sens très seule. » Et on se dit : « Mais la pauvre femme, elle a bien raison. » On embarque dans son discours et on va contribuer à blâmer (je reviendrai là-dessus pour travailler avec la compétence), et il ne faut pas blâmer.

Donc, travailler avec la compétence des gens ça n'est pas aussi facile qu'il y paraît. Précisément parce que nous avons cette culture qui nous fait regarder ce qui ne va pas. Non seulement la culture environnante mais aussi nos études.

Alors là, comme psychiatre, je suis particulièrement bien placé. Qu'est-ce qu'on apprend aux psychiatres ? Est-ce qu'on leur apprend ce qu'est le fonctionnement normal du normopathe, comme disait Cyrulnik hier ? Non, on leur apprend à débusquer les symptômes que les gens veulent cacher. C'est surtout les hallucinations auditives. Les hallucinations auditives, la plupart du temps, les gens les nient. Mais il faut être attentif à l'attitude d'écoute. L'attitude d'écoute c'est ce qui se passe pendant que vous parlez à la personne : tout d'un coup ses yeux se lèvent et il a l'air d'écouter. C'est probablement qu'il a une hallucination auditive, donc il faut vraiment investiguer. Il faut essayer de voir s'il n'y a pas de la paranoïa. Cherchez de la paranoïa, vous allez en trouver chez beaucoup de monde. On nous apprend à chercher ce qui ne va pas, on ne nous apprend pas à chercher la qualité de la personne qui est en face de nous, encore moins de la famille. Cela impose une recherche active.

Il faut vraiment être attentif parce que le père dont je viens de parler, qui va boire un verre au bistrot, il avouera probablement très facilement dans l'entretien : « Oui, écoutez, c'est normal. Vous ne faites pas ça vous, quand vous sortez du boulot ? Moi j'en ai besoin avant de rentrer à la maison. » Le père ne parle pas du match de football, ou tout à fait incidemment. Et c'est là où il faut aller le prendre : « Attendez, vous me dites que vous avez conduit votre fils au football, est-ce que vous allez tous les samedis au football ?

— Ah oui, moi j'aime bien le football.

— Ah oui ! Est-ce qu'il y a longtemps que ton père aime le football ?

— Bah ! je l'ai toujours connu comme ça.

— Et vous jouez parfois au foot ensemble ?

— Oh oui, quand j'étais tout petit, je me souviens, à la plage, on jouait au ballon. »

Et là, tout d'un coup vous voyez que vous travaillez à amplifier quelque chose que ce père sait faire, plutôt qu'à combattre ce qu'il ne sait pas faire. Et c'est là où vous avez plus de chance, je ne dis pas que ça réussira à tous les coups, vous avez plus de chance d'obtenir du père qu'il dise : « Mais c'est vrai que je pourrais en faire plus ! » Alors que si vous lui dites : « Vous pourriez en faire plus si vous n'alliez pas au bistrot », il vous dira : « Si vous croyez que c'est si facile que ça. »

Même chose pour la mère hyper-protectrice, je prends ces deux caricatures. La mère hyper-protectrice, je me souviens très bien, c'était en 72, j'étais jeune pédopsychiatre, une mère hyper-protectrice arrive avec sa petite fille de huit ans en disant : « J'ai un problème, elle est toujours dans mes jupes, et elle n'accepte pas d'aller à l'école même avec une voisine, elle veut toujours rester avec moi. » Et la mère tenait la petite fille sur les genoux comme ça (bras de la mère encerclant la petite fille et la serrant contre elle). Comme j'étais un fin observateur, je lui disais : « Mais Madame, vous parlez du fait qu'elle ne se détache pas de vous, mais regardez comment vous la tenez.

— Oh ! vous croyez que c'est pour ça. Ah non ! regardez... Allez, va-t-en, va-t-en. »

Évidemment la petite fille s'est accrochée. Je me suis dit : « Non, ça ne marche pas. » Mais comme je venais de lire quelques jours avant le début du livre de Watzlawik sur *Une logique de la communication*, je me suis dis : « Je vais essayer le paradoxe. » Puis j'ai dit à cette mère à la fin de toute l'investigation :

« Peut-être que votre fille a encore besoin pendant un moment que vous la conduisiez à l'école. Tous les enfants ne s'autonomisent pas au même moment. Et sans doute votre fille en a encore besoin. Donc, pour le moment, je vous dirais de continuer à la conduire à l'école matin, midi et soir.

— Écoutez, là je ne sais pas si j'en serai capable.

— Écoutez, je vous donne rendez-vous dans quinze jours, on en reparlera. »

Évidemment, quinze jours après, elle avait demandé à la voisine de conduire sa fille et elles alternaient. Quand je lui avais dit : « Mais regardez, Madame, comment vous tenez votre fille, ce n'est pas étonnant qu'elle soit dans vos jupes. » Évidemment je n'avais obtenu qu'une réponse agressive parce que je l'agressais. Quand je lui avais dit : « C'est correct ce qui se passe », à partir de là elle avait dit : « Non, je vais faire des changements et je ne vais pas faire ce que vous me demandez. »

Et nous sommes tous un peu comme cela, mais ça vient de très loin. Si je dis à un enfant de cinq ans : « Écoutes, peux-tu te mettre de côté parce que je dois balayer. Plus tard tu pourras balayer, mais là tu es encore trop petit. » Si je lui dis qu'il est encore trop petit, il va m'arracher le balai des mains. Si je lui dis : « Écoutes, maintenant tu as cinq ans, tu es devenu assez grand pour nous aider donc c'est toi qui va balayer. » Il va me dire : « Non, je n'ai pas le temps », il va s'arranger pour ne pas balayer. Nous avons depuis très longtemps une façon relationnelle d'être paradoxal. Le paradoxe est un scandale pour la logique formelle, c'est-à-dire la logique intellectuelle, la logique des raisonnements, mais le paradoxe est la normalité dans la logique relationnelle. Je referme à nouveau cette parenthèse car sinon je n'arriverai pas à tenir le temps imparti.

C'est donc cela que je voulais essentiellement rappeler au début à propos de cette notion de compétence : si on s'attache à travailler avec ce que les gens savent faire, on amplifie leur compétence. Et au lieu de les plonger dans la culpabilité, on les plonge dans des possibilités de responsabilité.

Responsabilité, en anglais, c'est *responsability* ; *ability* en anglais veut dire capacité ; *respons-ability*, capacité de répondre. Comment travailler à développer la capacité de répondre des gens avec lesquels nous sommes, et non comment répondre à leur place, ce qui est déresponsabiliser.

Développer leur capacité de répondre à quoi ? Mais d'abord à leurs besoins propres. Je ne peux pas demander à une mère totalement dépassée, ou à un père épuisé par son travail, de s'occuper adéquatement de ses enfants si lui-même n'a pas ce qu'il lui faut pour vivre.

Récemment, une travailleuse sociale me rapportait la situation d'une mère qui avait une fille de quatorze ans qui refusait d'aller à l'école. Elle se rend au domicile, et au moment de s'asseoir la mère dit : « Non, ne vous mettez pas là ! – parce que dans le siège à côté il y avait son fils d'une douzaine d'années, autiste – ne vous mettez pas là parce qu'il mord. Et d'ailleurs, c'est encore pire depuis qu'il a été renversé par une voiture. J'en peux plus, alors vous voyez avec ma fille en plus ! » Comment voulez-vous que cette mère s'occupe adéquatement de faire aller sa fille à l'école alors qu'elle a un fils autiste et qu'elle est déprimée ? Il faut d'abord soulager la mère pour qu'elle puisse s'occuper de sa fille et pour que la fille soit déchargée du besoin de s'occuper de sa mère et de son frère.

De nouveau je fais une petite vignette, mais ça vaudrait la peine de parler au moins une vingtaine de minutes des tenants et aboutissants de la causalité circulaire qui organise la communication dans cette famille.

## *Résonance, résilience et compétence*

Je pense que c'est l'essentiel de ce que je voulais rappeler au sujet de la notion de compétence, et vous voyez qu'avec la *résonance et la résilience il n'y a pas seulement une assonance* entre les trois mots mais qu'il y a quelque chose de plus. Mony, hier, a parlé essentiellement de la résonance, de ce que cela nous fait vivre et de la structure qui se crée entre la personne que je rencontre, ou entre la famille que je rencontre, et moi comme intervenant. Moi je le formule d'une façon un peu différente en disant : je fais partie du problème dès que je rencontre la famille et j'ai donc la responsabilité de chercher à amplifier la compétence des gens mais en m'occupant du confort de l'intervenant. Parce que la seule chose dont je peux être relativement sûr dans un entretien, c'est de ce que je ressens. Si je me sens tendu dans l'entretien, c'est probablement qu'il y a de la tension. Parce que, étant des animaux sociaux, nous percevons par nos sens – résonance – les ambiances dans lesquelles nous sommes. Quand on est en train d'aborder un sujet brûlant pour la famille, j'ai des chances de réaliser que je suis beaucoup plus tendu, que peut-être je m'agrippe au siège sur lequel je suis assis, et c'est une information beaucoup plus fiable que ce qu'ils sont en train de me dire.

Ce qui est extraordinaire, je vous propose de l'essayer un jour, quand vous vous rendez compte que vous êtes tendu, que votre poing est crispé, que vous vous accrochez à votre chaise ou que vous êtes dans une position toute raide, dites : « Je réalise que je suis tendu, est-ce qu'il y a quelqu'un d'autre dans la salle qui est tendu ? » Je vous assure qu'il y aura toujours quelqu'un dans la salle qui va dire : « Ben c'est pas étonnant que vous soyez tendu, parce que là il se passe ceci ou cela. » Par ce que nous ressentons, il n'y a rien de plus proche que l'idée de résonance : cette notion physique qu'on connaît bien quand on va dans une discothèque et qu'on passe à côté des baffles : on sent que ça résonne même dans notre ventre, physiquement. Nous sommes d'abord informés par ce que nous ressentons avant d'être informés par ce que nous comprenons.

Cette notion de résonance est très proche de celle du confort du thérapeute qui fait partie du problème. Quant à la notion de résilience, je dirais qu'elle est aussi parallèle à la notion de compétence dans ce sens que pour qu'il y ait résilience il faut qu'il y ait une certaine compétence.

# EDITH GOLDBETER-MERINFELD

## Résilience, résonance et tiers pesant

Introduit en psychologie par Bowlby dans son modèle de l'attachement et repris par Boris Cyrulnik, le concept de résilience peut être réfléchi dans le contexte de la relation thérapeutique et dès lors partiellement interprété à la lumière de la résonance, et en particulier du modèle du tiers pesant.

En effet, ce processus qui permet à un être blessé de se redresser et même de se consolider à partir de l'expérience traumatisante qu'il a faite, sans la nier ni l'occulter, implique la présence de « tuteurs de résilience » et, dès lors, nous interroge sur la relation existant entre ce dernier et le sujet « en résilience ».

De plus, ce dernier point suscite un questionnement sur qui peut/veut être tuteur de résilience et sur ce que signifie une telle fonction...

### *Bifurcation et résilience*

L'importance de ces personnes qui jouent le rôle de tuteur de résilience est cruciale même si, comme le dit Boris Cyrulnik dans cet ouvrage, très souvent il ignore qu'il occupe cette fonction qui peut lui être attribuée par le blessé lui-même. Cependant, certains peuvent délibérément tenter de favoriser une bifurcation (Elkaïm *et al.,* 1980) profonde du cours de la vie de celui qu'ils sentent en détresse. Cette réorientation de trajectoire de vie va alors dans la direction d'un enrichissement, même s'il n'y a pas initialement de traumatisme avéré mais plutôt un destin sans doute difficile et âpre.

Je pense à ce récit magnifique d'Albert Camus (1994) dans son ouvrage autobiographique dont le manuscrit inachevé a été retrouvé dans la voiture accidentée où il périt : il y racontait qu'orphelin de père et élevé par une mère illettrée, en compagnie d'un oncle handicapé mental, il fut admis au collège grâce au soutien d'un enseignant qui encouragea son intérêt pour l'étude et qui insista dans ce sens auprès de sa famille très pauvre qui s'attendait plutôt à ce qu'il travaille au plus vite. Entrant dans un milieu (scolaire) beaucoup plus aisé que le sien, le petit Albert Camus ne pouvait s'en sortir qu'en étant très bon élève. Le jour où il reçut son prix Nobel, il appela le vieil enseignant pour le remercier...

Un autre exemple de résilience est donné par Matteo Selvini (2002) à propos de sa mère, la célèbre thérapeute familiale et chercheuse Mara Selvini Palazzoli : le fils (thérapeute lui aussi) souligne les éléments familiaux douloureux vécus par sa mère dans son enfance : quatrième enfant et deuxième fille, elle n'est pas désirée par sa mère qui la place en nourrice très loin de Milan, ville où réside la famille ; Mara est « reprise » par « les siens » à l'âge de deux ans et se retrouve avec des parents qu'elle vit comme des étrangers alors qu'elle pleure sa nourrice bien-aimée. Le père est un homme irascible et autoritaire, la mère rejetante, les frères aînés se vengent sur la petite des brimades du père, etc. Mais elle bénéficiera de tuteurs de résilience : sa nourrice, une religieuse enseignante dans son lycée et, plus tard, son mari. Notons qu'à l'instar d'Albert Camus, elle aussi investira les études, y trouvant sans doute un support à l'estime d'elle-même et une partie de la nourriture qui entretenait sa relation avec la religieuse enseignante. Elle aura (et entretiendra) également un réseau de pairs soutenant (elle a toujours insisté sur l'importance des équipes de travail), et verra son rôle et l'injustice subie dans l'enfance reconnus à l'âge adulte par chacun de ses parents en fin de vie. Elle avait donc pu se créer un environnement affectif important, ce qui, pour Walsh (2006), constitue le premier terme important dans la résilience. Elle avait aussi acquis suffisamment de ressources internes pour avancer sans se laisser abattre dans la vie. J'ai connu cette femme forte et fragile à la fois, impératrice, autoritaire, joviale et attentive... Son élan de vie soutenu par des convictions profondes dans les théories qu'elle était en train d'élaborer, pouvait la rendre, par moments, entière et intolérante, mais en même temps touchante et d'une honnêteté inflexible...

La résilience est donc en elle-même la manifestation d'une bifurcation dans la trajectoire de vie si l'on considère qu'au lieu de se laisser abattre et de se casser lors des chocs de la vie, des « déchirures traumatiques » comme le désigne Boris Cyrulnik dans cet ouvrage, il y a réparation de la faille et réorientation en même temps, ce qui débouche sur un nouveau mode de fonctionnement qui n'était pas prédictible avant le traumatisme.

La résilience peut entraîner un changement de regard sur son passé, entretenu par la possibilité d'exploiter d'autres points de vue (venant de soi ou insufflé par des personnes signifiantes et soutenantes) sur les effets de ce passé dans le présent ; ce processus conduit à envisager autrement le futur également, notre rapport au temps étant modulé en partie par les interactions entre des boucles du passé (biographie), du présent (actualité) et du futur (destin) que nous reconstruisons constamment au présent (Goldbeter-Merinfeld, 1999-2005).

## *Bifurcation et thérapie*

Cette nouvelle lecture de sa propre vie fait aussi partie des objectifs de la psychothérapie, avec la surprise qu'elle peut en même temps la susciter chez le(s) patient(s) et parfois même chez le thérapeute. Ce dernier a en effet comme objectif d'aider ses clients à devenir capables d'éviter les répétitions douloureuses en favorisant chez eux les capacités de rebondir à la suite de chaque accident de la vie.

Il faut pour cela que le thérapeute soit lui-même intéressé et ouvert à ces bifurcations : je me rappelle que toute jeune psychologue je suivais depuis plusieurs séances un patient en consultation. J'avais déjà pris l'habitude de prendre des notes au cours des entretiens. À cette occasion-là, pour la première fois, ce patient disait aller bien mieux et me décrivait ses divers progrès. Tout à coup, il arrêta cette description enthousiaste et me dit sur un ton ulcéré : « Mais vous n'écrivez rien ! Ce que je vous dis ne vous paraît pas important ? » Je remercie encore ce patient de la grande leçon qu'il m'a ainsi donnée : nous devons accorder de l'attention aux améliorations, les croire possibles et soutenir cette nouvelle voie chez les patients en se montrant impliqués…

En même temps, cela soulève des questions à propos de ce qui fait qu'on devient thérapeute, et du rapport de cette fonction avec celle de « tuteurs professionnels de résilience ». J'y reviendrai ultérieurement.

## *Résilience familiale*

De la même façon que les premiers auteurs ont abordé la résilience en termes individuels, d'autres se sont intéressés à la résilience familiale (Walsh, 2006 ; Goldenberg & Goldenberg, 2000) ou ont même élaboré des approches thérapeutiques familiales basées sur ce concept. Par exemple Walsh (2006, p. 3), qui a approfondi cette démarche, la définit : « Comme ayant l'objectif d'identifier et de fortifier les processus interactionnels clés qui permettent de résister et de rebondir devant les bouleversements de la vie. »

On a relevé les traumatismes que peuvent créer et entretenir certains secrets de famille. S'ils sont sous-tendus par une honte profonde et un sentiment de faute, il arrive qu'ils coupent toute possibilité d'échanges, non seulement à propos de leur objet précis, mais aussi sur une « nappe » de sujets connexes qui les recouvre et les « protège » du risque de révélation par inadvertance (Goldbeter-Merinfeld, 2004), même s'ils peuvent « suinter » (Tisseron, 2004) indirectement. Dans ce silence entretenu, la dimension relationnelle nécessaire à la résilience est en tout cas absente dans la famille, alors qu'en règle générale cette dernière constituerait plutôt un réservoir de « potentialités résilientes ». Notons d'ailleurs ici que certains auteurs qui font appel à la notion de la résilience familiale s'insurgent en même temps contre les qualificatifs de « dysfonctionnelles », « endommagées » ou « pathologiques » attribués à des familles en souffrance (Walsh, 2006 ; Goldenberg & Goldenberg, 2000).

Dallos *et al.* (1997) ont mené une recherche sur deux groupes de familles dont les unes comprenaient un jeune adulte ayant présenté des problèmes de santé mentale et les autres étaient dépourvues d'un passé clinique ; à partir d'interviews concernant la gravité des difficultés vécues auparavant, ils ont constaté qu'il y avait très peu de différence entre les deux échantillons à ce niveau. Par contre, les comptes rendus faits par le groupe clinique indiquaient une pénurie importante de ressources telles les capacités de disponibilité émotionnelle dans la famille et l'accès à du soutien pratique. De plus, le groupe clinique montrait moins d'aptitude à envisager des narrations alternatives (aussi bien négatives que positives) pour décrire un déroulement différent des événements évoqués.

Walsh (2006) et Goldenberg & Goldenberg (2000) relèvent que la résilience des familles est favorisée quand elles éprouvent le sentiment de pouvoir contrôler leur vie au lieu de se considérer comme les victimes démunies d'une société indifférente. Ils soulignent aussi que ces familles qui évoluent de manière plus fluide dans leur cycle de vie, ne sont pas nécessairement des familles plus compétentes qui se développeraient sur un mode particulièrement serein, dépourvu de sources de stress ou qui ne résisteraient jamais aux changements ; elles seraient plutôt plus résilientes que compétentes pour utiliser les forces et ressources qui sont en elles et recourir au tissu interpersonnel en vue de maîtriser les transitions nécessaires du cycle de vie. Plus une famille est résiliente, plus elle serait à même de réorganiser sa manière de gérer les perturbations. Elle apparaît dès lors plus dynamique, en rebondissant chaque fois après avoir temporairement perdu pied lors d'une transition de son développement (Hawley & DeHaan, 1996).

Froma Walsh (2006) relève aussi que la résilience est renforcée si on acquière de nouvelles perspectives sur un passé difficile ; elle souligne la nécessité dans ce cas d'apprécier les stimulations et les forces autant que les limitations de ceux qui nous ont blessés ou fait du mal, et d'intégrer l'ensemble de ce vécu dans notre vie et nos relations. Elle insiste sur l'importance de la reconnexion et de la réconciliation pour pouvoir se dégager encore mieux de son traumatisme…

Rappelons que ce modèle s'adresse aux suivis de traumatismes d'origine intrafamiliale et non pas aux déchirures occasionnées par des « agresseurs » faisant partie de systèmes plus larges…

Walsh (2006) observe que la résilience familiale implique la présence d'une *configuration structurale et organisationnelle d'absorption des chocs liés aux crises* (Walsh, 2006) qui comprend :

– de la flexibilité : capacités de rebondir en se réorganisant et en étant prêt à d'autres interpellations, de garder une forme de stabilité au cours des perturbations, d'avoir des lignes directrices fortes qui sont des références comme le fait de devoir protéger les enfants et les membres vulnérables de la famille ;

– des liens bien établis : soutien mutuel, respect des besoins individuels, des différences, recherche des réconciliations en cas de conflits, capacité de pardonner ;

– et des ressources sociales et économiques : possibilités de mobiliser un large réseau de soutien, de recruter des personnes aidantes, sécurité financière, équilibre des vies professionnelles et familiales, soutiens de systèmes beaucoup plus larges comme les institutions.

Tout cela donne à penser que les capacités résilientes intrafamiliales sont favorisées par la nature ouverte du système communicationnel de la famille telle que définie par Bowen (1976), c'est-à-dire que ses membres y sont libres de communiquer entre eux des pensées intérieures, des sentiments, des fantasmes sans que leur interlocuteur ne soit du coup contaminé par ces affects ; il y a une différenciation suffisante entre individus pour faciliter le respect et l'écoute des vécus de chacun, tout en permettant de garder les siens propres. Ce mode de fonctionnement, selon Bowen, favoriserait les échanges et éviterait l'instauration de tabous, lesquels sont par contre beaucoup plus présents dans les systèmes communicationnels fermés.

Le thérapeute va justement aider à mettre des mots sur les vécus et les rendre intelligibles, acceptables et respectables pour chacun. En ce sens, même s'il est temporairement tuteur de résilience, il va encourager la capacité des différents membres de la famille à reprendre eux-mêmes cette fonction, ce qui renforcera la famille entière non seulement à l'égard d'un trauma passé ou actuel, mais aussi à l'égard des accidents futurs auxquels elle sera inévitablement confrontée.

## *Résilience et psychothérapie*

Certaines personnes ont vocation d'être ou de tenter d'être « tuteur de résilience » : les psychothérapeutes. En effet, nous pouvons considérer que la thérapie a comme objectif de permettre aux patients de dépasser leurs souffrances, des les domestiquer, de s'en servir comme tremplin pour avancer vers un mieux-être, mais certainement pas de les scotomiser. Ce processus nécessite la présence d'un tiers capable de les encourager ou de les stimuler. On peut se dire qu'une première expérience de ce type de métabolisation du malheur dans un échange avec un tiers pourrait laisser des traces cognitives et constituer ensuite un acquis éventuellement réutilisable lors d'un événement destructeur ultérieur. Le tuteur de résilience pourrait aussi devenir un tiers pesant (Goldbeter-Merinfeld, 2005), et même en son absence il serait présent dans l'esprit ou le cœur.

Je voudrais citer ici un exemple clinique particulier : une collègue psychiatre psychanalyste m'avait envoyé le couple d'une patiente qu'elle suivait en thérapie individuelle. Je rencontrai les conjoints une seule fois, et à l'issue de cette séance ils me remercièrent et me déclarèrent qu'ils se sentaient à même de poursuivre leur chemin plus harmonieusement maintenant qu'un nœud avait été dénoué. Six mois plus tard, la collègue m'annonça que j'avais mené une seconde séance très fructueuse avec eux ! Devant mon étonnement, elle me dit : « Et bien, ils t'ont fait venir dans leur salon et t'ont exposé leur problème ; ils ont ensuite réagi en disant : "Madame Goldbeter aurait certainement demandé ceci... et dit cela..." » Cette « séance » aurait duré plus ou moins une heure et aurait été fort profitable ! Plusieurs mois après, elle me m'annonça : « Tu es de nouveau venue dans leur salon, et cela s'est très bien passé ! »

Il est évident que l'on peut se poser des questions sur ce qui serait arrivé si, au départ, le travail s'était poursuivi au-delà de la seule séance qui avait eu lieu, mais les conjonctures à ce niveau pourraient être en nombre infini. Je n'en ai d'ailleurs pas discuté avec la collègue afin de laisser ce chapitre en suspend pour le cas où, éventuellement, ils reviendraient réellement me voir (ce qui me paraît néanmoins fort peu probable).

## *Résonance, tiers pesant et résilience*

C'est ici que se pose l'intrication des notions de résonance, de tiers pesant et de résilience : le thérapeute peut s'appuyer sur les résonances amplifiées dans sa rencontre avec une famille, après avoir vérifié que des zones de sensibilité fort proches chez lui et dans la famille ont été réveillées et peuvent servir de pont singulier entre lui et cette dernière (Elkaïm, 1989). En même temps, il arrive qu'il « sente » que la famille s'adresse à lui sur un mode particulier, comme si son rôle était prédéfini au-delà de la fonction plus « neutre » de thérapeute : on lui parle comme s'il était un « sage », un « juge », un « arbitre », un « débile », un « personnage à rejeter », etc. Tout se passe comme si la famille « avait besoin » qu'il occupe cette place pour fonctionner à l'aise.

Dans un tel cas, il me paraît intéressant d'explorer si quelqu'un d'autre a, dans le passé, occupé cette place de *tiers pesant* (Goldbeter-Merinfeld, 1999-2005), ce dernier qualificatif marquant le fait que ce tiers paraît avoir (eu) un rôle déterminant et donc de poids pour les autres (et pour lui-même) dans la préservation d'un équilibre émotionnel particulier de la famille. Si le travail autour de cette hypothèse apporte des éléments la confirmant, on peut se demander dans quelle mesure il n'y a pas une attente sous-jacente à la demande formulée par la famille à propos d'un problème, qui est de masquer l'absence laissée par leur tiers pesant dont le deuil paraît impossible à faire du fait de la fonction indispensable qu'il remplissait. On pourrait émettre l'hypothèse que cette fonction de tiers pesant « offerte » au thérapeute pourrait être transformée en celle de « tuteur de résilience » qui permettrait de rebondir sur le départ/décès de leur tiers pesant initial. Le thérapeute aura à aider la famille à faire le deuil de son absence en facilitant l'expression des sentiments à l'égard de ce tiers, restés en suspend voire gelés, et des vécus par rapport à son départ ou à son décès, et ensuite à ouvrir les capacités résilientes intrafamiliales.

Lorsque le thérapeute entre dans la danse avec une famille, peut-on penser que la famille est déjà dans un processus de résilience, en considérant que l'idée de consulter signale en même temps son sentiment d'impuissance devant ce qui cause sa souffrance, mais marque d'autre part sa volonté de refuser de piétiner toujours devant le même obstacle. Ce nouveau tiers que nous sommes pour nos patients, encore inconnu avant la première séance de consultation, devrait pouvoir réorienter les trajectoires individuelles et collectives (conjugales, familiales et parfois institutionnelles). J'ai évoqué plus en détail ailleurs (Goldbeter-Merinfeld, 1999-2005) une manière de considérer cette rencontre et la place (de tiers pesant éventuellement) que prendraient les thérapeutes en fonction de leur histoire et de celle de la famille.

La psychothérapie est, selon moi, avant tout un processus dans lequel s'impliquent deux groupes d'individus : ceux qui sont en attente d'une évolution qui les aide à s'éloigner d'une souffrance ou d'un inconfort existentiel, et ceux qui se proposent de les soutenir dans cette démarche et qui ont donc une motivation à jouer ce rôle.

Qu'est-ce qui détermine certaines personnes à choisir cette profession de thérapeute, facilitateur ou éveilleur de résilience (et donc potentiel tuteur de résilience) et qu'est-ce qui permet ensuite, au-delà des apprentissages de modèles théoriques et de techniques, de remplir un tel rôle ?

L'utilisation du concept de résonance nous permettra ici d'avancer : les patients comme le thérapeute ont déjà, chacun, une ébauche de pont singulier touchant à la notion de la possible bifurcation des trajets de vie enrayés par du malheur (dans leur programme officiel) ; en même temps elle est opposée à une construction du monde traduisible par : « Un malheur trop douloureux est invincible. »

Le futur thérapeute a déjà essayé d'améliorer le sort et les vécus de certains membres de sa propre famille d'origine sans jamais avoir le sentiment que sa mission était complètement achevée ; il a donc étudié puis s'est formé afin d'acquérir des compétences supplémentaires pour réussir à arrêter les mauvais sorts. En chemin, il a appris qu'il ne pouvait pas faire grand chose pour les siens vu sa trop grande implication, mais que son métier le rendait apte à aider les autres. S'il est donc suffisamment têtu, il arrivera à un stade où il tentera de « réparer chez d'autres ce qu'il n'a pu réparer chez ses proches », en prenant temporairement la place d'un absent qui auparavant arrivait peut-être à préserver une forme de confort familial tant qu'il ne sortait pas de la famille. De tiers pesant dans sa famille, il passe au métier de tiers pesant professionnel qui doit pourtant s'alléger en cours de route. Le thérapeute devrait donc aussi savoir bien quitter ces « autres » familles de telles sortes qu'elles ne se sentent pas ensuite en manque de lui... Pour réussir à le faire, il peut introduire ou réveiller les ressources nécessaires pour permettre la résilience : l'ouverture de la parole sur les traumatismes, le soutien de chaque membre de la famille dans l'écoute de l'un d'entre eux, le recadrage des explications et des sens donnés, de telle sorte qu'ils débouchent sur de nouvelles compréhensions moins déchirantes, sur des apaisements relatifs et sur l'émergence de nouvelles aires d'investissement.

Pour cela, il serait nécessaire que le thérapeute soit lui-même arrivé à gagner une certaine paix vis-à-vis de ses propres fantômes.

Nous savons qu'à l'occasion les rituels peuvent aider, par la « dramatisation » qui les accompagne, à sortir des ornières boueuses. Soulignons que la séance thérapeutique peut constituer en ce sens, autant pour le thérapeute lui-même que pour ses patients, un rituel en soi...

## *Références*

Boss P. (2006), *Loss, Trauma and resilience. Therapeutic Work With Ambiguous Loss*, W.W. Norton, New York.

Bowen M. (1976) : Family reaction to death, *In* Bowen M. (1978), *Family Therapy in Clinical Practice*, Jason Aronson, New York.

Camus A. (1994), *Le premier homme*, Gallimard, Paris.

Dallos R., Neale A. & Strouthos M. (1997), « Pathways to problems – the evolution of "pathology" », *Journal of Family Therapy*, n° 19, pp. 369-401.

Elkaïm M. (1989), *Si tu m'aimes, ne m'aime pas*, Seuil, Paris.

Elkaïm M., Goldbeter A. et Goldbeter E. (1980), « Analyse des transitions de comportement dans un système familial en termes de bifurcations », *Cahiers Critiques de Thérapie Familiale et de Pratiques de Réseaux*, n° 3, pp. 18-34.

Hawley D.R. & DeHaan L. (1996), « Toward a definition of family resilience : Integrating lifespan and family perspectives », *Family Process*, n° 35, pp. 283-298.

Goldbeter-Merinfeld E. (1999-2005), *Le deuil impossible. Familles et tires pesants*, DeBoeck, Bruxelles.

Goldbeter-Merinfeld E. (2004), « Le poids du silence : la révélation par la non-révélation », *Cahiers Critiques de Thérapie Familiale et de Pratiques de Réseaux*, n° 33, pp. 123-129.

Goldenberg I. & Goldenberg H. (2000), *Family Therapy. An overview*, Brooks/Cole, UK.

Selvini M. (2002), « Mara Selvini Palazzoli. Une histoire emblématique de résilience », *Cahiers Critiques de Thérapie Familiale et de Pratiques de Réseaux*, n° 29, pp. 193-201.

Tisseron S. (2004), « Le secret ne s'oppose pas à la vérité, mais à la communication », *Cahiers Critiques de Thérapie Familiale et de Pratiques de Réseaux*, n° 33, pp. 55-67.

Walsh F. (2006), *Strengthening Family Resilience*, Guilford Press, New York.

# CONCLUSION

## Entre résilience et résonance à l'écoute de nos émotions…

J'aimerais qu'après la lecture de cet ouvrage, les lecteurs, professionnels de la relation d'aide, qu'ils soient psychologues, éducateurs spécialisés, assistants sociaux ou médecins, puissent associer, tricoter, mêler ces deux concepts dans leur travail.

Qu'ils découvrent que construire un contexte de résilience est possible lorsqu'on est à l'écoute des résonances, des nôtres, comme de celles de nos patients. Qu'ils s'efforcent de s'interroger sur le sens et la fonction de ce qui surgit à l'intersection des compétences, du système thérapeutique et des familles.

La résonance, la nôtre, la leur (celle de la famille), quelle fonction a-t-elle à la fois pour nous et pour nos patients ? En quoi ce qui émerge dans le travail que nous menons est à la fois une coconstruction de l'intervenant et des familles que nous suivons ?

Il y a quelques jours, pendant la période de relecture de cet ouvrage, en présence d'un stagiaire en formation, j'ai reçu un couple qui m'a étonné. Jean, 42 ans, cadre dans une institution bancaire, et Jeanine, 40 ans, acheteuse pour un groupe textile, sont venus consulter pour des difficultés de communication. J'attache beaucoup d'importance au déroulement de la première séance, cela permet d'évaluer la pertinence du travail thérapeutique. Lors de cette séance, très vite, mon stagiaire co-thérapeute et moi sommes dans la plus grande confusion. Chacun s'interrogeant de son côté : « Forment-ils vraiment un couple ? »

En effet, Jean et Jeanine sont en couple depuis 6 ans, ils n'ont cessé de se séparer et de se réconcilier durant toutes ces années. Ils vivent chacun chez soi, reçoivent leurs enfants, issus de leurs unions respectives précédentes, un week-end sur deux. L'autre week-end, ils le partagent généralement chez Jeanine, dorment ensemble le samedi soir et se quittent dans la journée du dimanche. Durant toute cette période, ils ont passé, tout au plus, une dizaine de semaines de vacances ensemble. En ajoutant les week-ends des périodes où ils n'étaient pas séparés, nous arrivons, au maximum, à l'équivalent de six mois de vie commune sur une période de 6 ans. Mon cothérapeute et moi avons beaucoup joué, durant cette première séance, à comptabiliser le temps exact que le couple a passé ensemble, les poussant dans leurs retranchements, les amenant à compter et à décompter avec nous.

Dès le début de la seconde séance, Jean prend la parole en souhaitant, pour commencer, revenir sur notre précédente rencontre ; « Pourquoi pensez-vous que nous ne sommes pas un couple, qu'est ce qui vous permet de nous juger ? » me dit-il.

Étonné mais pas surpris, plutôt satisfait par cette intervention préliminaire, je me demande en quoi ce qui vient d'émerger ici a un sens et une fonction à la fois pour moi et pour cet homme, pour ce couple.

Quelques secondes de réflexion suffisent ; de mon côté, c'est exact, Jean ne se trompe pas. Leur relation ne correspond pas aux représentations que j'ai du couple, je m'interroge sur la qualité de leur demande : est-ce celle d'un couple qui vient en thérapie ou d'un homme et d'une femme partenaires d'une relation qu'ils ne parviennent pas à définir ? Tenaillés par la peur de l'engagement ils viennent peut-être en thérapie de couple pour utiliser le thérapeute un peu comme un « marieur », un peu comme si on allait faire d'eux un couple, un vrai !

Reste la question du jugement : bien sûr, je n'ai pas le sentiment de les avoir jugés. Je pourrais m'en justifier ou au contraire affirmer mon jugement, mais il me vient une autre idée : en quoi, ce que Jean a vécu lors de cette première séance, a une fonction pour lui, pour son histoire, pour son couple ?

Je m'adresse donc à Jean et lui demande ; « Monsieur, en quoi l'idée de "jugement" vous concerne ? Y a-t-il eu un moment dans votre vie où le jugement était présent ? » Et, au grand étonnement de mon cothérapeute, Jean cesse de nous demander pourquoi nous l'avons jugé et répond directement à ma question en disant ; « Mon père m'a toujours jugé, enfant et même adolescent il n'arrêtait pas de me juger, de me critiquer », puis se tournant vers sa compagne, il poursuit : « Dans notre couple également, j'ai souvent reproché à Jeanine tout ce qu'elle me disait, je n'ai pas arrêté de lui dire que je n'aime pas être jugé ! »

Cette seconde séance se déroule alors avec beaucoup d'échanges et de souplesse. Monsieur entre dans le travail thérapeutique en associant les résonances qui se répondent en écho entre ce qu'il a vécu lors de la première séance, ce qu'il vit dans sa relation avec Jeanine et son vécu initial dans sa famille d'origine.

Est-ce qu'un processus thérapeutique est en train de se construire, de se coconstruire ? Allons-nous réussir à tisser ensemble la toile d'un contexte de résilience ? Réussirons-nous à nous appuyer sur les compétences de ce couple ? La suite du travail nous le dira peut-être.

En reprenant les propos de Guy Ausloos, je dirais que « résilience » et « résonance » sont des assonances qui, rejointes par la « compétence » (des familles) nous aident à coconstruire un processus de re-naissance !

MICHEL MAESTRE

# BIOGRAPHIES ET BIBLIOGRAPHIES

**Guy Ausloos** est psychiatre pour enfants et pour adultes, psychanalyste et psychothérapeute familial systémique. Après des études philosophiques puis médicales il s'installe en Suisse francophone, où il acquiert une réputation de premier plan dans la thérapie d'adolescents en difficulté. En 1986 il quitte la Suisse pour le Québec. Actuellement professeur à l'Université Mc Gill à Montréal, il dirige des institutions psychiatriques ou sociales. Guy Ausloos est membre fondateur de la revue *Thérapie familiale* et de la collection « Relations ».

Principale publication :
*La compétence des familles : Temps, chaos, processus.* Les éditions Érès, 1995.

**Boris Cyrulnik** est médecin, éthologue, neurologue et psychiatre. Responsable d'un groupe de recherche en éthologie clinique à l'hôpital de Toulon et enseignant l'éthologie humaine à l'Université du Sud-Toulon-Var, Boris Cyrulnik est surtout connu pour avoir développé et fait connaître en France le concept de « résilience » (renaître de sa souffrance). Il est membre du comité de parrainage de la Coordination française pour la Décennie de la culture de paix et de non-violence.

Professeur, écrivain, Boris Cyrulnik utilise de nombreux canaux pour toujours mieux comprendre l'être humain.

Principales publications :
*Mémoire de singe et parole d'homme*, Hachette, 1983
*Sous le signe du lien,* Hachette, 1989
*Les nourritures affectives*, Éditions Odile Jacob, 1993
*De la parole comme d'une molécule*, avec Émile Noël, Seuil, 1995
*L'ensorcellement du monde*, Éditions Odile Jacob, 1997
*La naissance du sens*, Hachette, 1999

*Un merveilleux malheur. Dialogue sur la nature humaine,* Éditions Odile Jacob, 1999.
*Les Vilains petits canards,* Éditions Odile Jacob, 2001.
*L'Homme, la science et la société,* Éditions de l'Aube, 2003.
*Le murmure des fantômes,* Éditions Odile Jacob, 2003.
*Parler d'amour au bord du gouffre,* Éditions Odile Jacob, 2004.
*La petite sirène de Copenhague,* Éditions de l'Aube, 2005.
*De Chair et d'Âme,* Éditions Odile Jacob, 2006.
*Autobiographie d'un épouvantail,* Éditions Odile Jacob, 2008.

**Mony Elkaïm** est neuropsychiatre, thérapeute de famille, Président de l'Institut d'études de la famille et des systèmes humains (Bruxelles), il enseigne également à l'Université Libre de Bruxelles et forme des groupes de psychothérapeutes en Europe, aux États-Unis et au Canada.

Il est l'une des figures européennes de la thérapie familiale. Fondateur et ancien président de l'Association Européenne de Thérapie Familiale (EFTA), Mony Elkaim préside la Chambre des Instituts de Formation au sein de cette Association. Il est également le président de l'Association Européenne de Psychothérapie (EAP).

Il est auteur de nombreux ouvrages, et dirige la collection « Couleur Psy » aux éditions du Seuil dans laquelle il a dirigé le collectif *À quel psy se vouer ?* (Seuil, 2003). Il est Directeur des *Cahiers Critiques de Thérapie Familiale et de Pratiques de Réseaux.*

Principales publications :
*Réseau Alternative à la psychiatrie,* UGE, 1977.
*La thérapie familiale en changement,* Les empêcheurs de penser en rond, 1995.
*Panorama des thérapies familiales,* Seuil, 1997.
*Les pratiques de réseau – Santé mentale et contexte social,* 1998.
*Si tu m'aimes, ne m'aime pas – Approche Systémique et Psychothérapie,* Seuil, 2001.
*À quel psy se vouer ?,* Seuil, 2003.

**Edith Goldbeter-Merinfeld** est Docteur en Sciences Psychologiques et de l'Éducation (ULB). Directrice de la formation à l'Institut d'Études de la Famille et des Systèmes Humains (Bruxelles) et formatrice à l'approche systémique et à la thérapie familiale en Belgique et en France. Maître de conférences à l'Université Libre de Bruxelles (ULB). Award for outstanding contribution to the field of Family Therapy délivré par l'European Association of Family Therapy (EFTA) à Glasgow en 2007. Présidente du Conseil de Santé Mentale (des Centres de Santé Mentale dépendant de l'Université Libre de Bruxelles). Membre fondatrice d'EFTA. Secrétaire du Groupement Belge de Formateurs de psychothérapeutes systémiques. Membre fondatrice de l'Association Belge pour l'Intervention et la Psychothérapie Familiale systémique (ABIPFS). Directrice de la collection « Carrefour des Psychothérapies » créée chez De Boeck en 2003. Rédactrice en chef des *Cahiers Critiques de Thérapie Familiale* et de *Pratiques de Réseaux* (Éditions De Boeck, Bruxelles).

Principales publications :

*Le deuil impossible. Familles et Tiers Pesants*, DeBoeck, Bruxelles, 2005 (1re éd. en 1999, ESF, Paris).

« Approche systémique et thérapie familiale », in Elkaïm M. (Éd.), *Comprendre et traiter la souffrance psychique*, pp. 199-316, Seuil, Paris, 2007.

« Temps, famille et génération », in Guillaumot P. (Éd.), *Le sujet âgé, ses proches et ses soignants*, pp. 17-27, Érès, Toulouse, 2006.

« Approche systémique et thérapie familiale », in Tan Nguyen (Éd.), *Pourquoi la psychothérapie ? Fondements, méthodes, applications*, pp. 135-144, Fédération française de psychothérapie, Dunod, Paris, 2005.

« Le symptôme psychosomatique, tiers dans la famille et dans le système thérapeutique », In Vannotti M. et Célis M. (Eds.), *Malades et Familles : Comprendre la souffrance dans une perspective de la complexité*, pp. 87-102, *Médecine et Hygiène*, Genève, 1998.

« L'approche structurale en thérapie familiale », in Elkaïm M. (Éd.), *Panorama des thérapies familiales*, pp. 215-246, Seuil, Paris, 1995.

« Le tiers absent dans le système », in Elkaïm M. (Éd.), *La thérapie en changement*, pp. 103-109, Éd. Les empêcheurs de penser en rond, Paris, France, 2006-1994.

« Temps et institution », in Pluymaekers J. (Éd.), *Familles, institutions et approche systémique*, pp. 76-88, E.S.F., Paris, 1989.

« Famille d'origine et institution », in Elkaïm M. (Ed.), *Formations et pratiques en thérapie familiale*, pp. 145-149, E.S.F., Paris, 1985.
« Le poids du silence : la révélation par la non-révélation », *Cahiers Critiques de Thérapie Familiale et de Pratiques de Réseaux*, n° 33, pp. 123-129, 2004.

**Michel Maestre** est psychologue clinicien, psychothérapeute de couple et de famille et formateur en thérapie familiale systémique. Il est membre du bureau de la Société Française de Thérapie familiale et de l'Association Européenne de Thérapie Familiale (EFTA). Il est également président du comité d'organisation du congrès de l'EFTA qui se tiendra à Paris les 29, 30 et 31 octobre 2010.

Il a débuté sa carrière de psychologue en maison d'enfants à caractère social et dans un centre de rééducation motrice du Nord de la France. Cette pratique l'a conduit à s'intéresser aux relations triangulaires : Familles/Enfants/Institution.

À partir de 1980, il suit la formation longue à la thérapie familiale systémique animée par Edith Goldbeter. En 1985, il participe à la création et au développement de l'Association des Thérapeutes Familiaux du Nord (A.T.F.N.) dont il est le premier président. Il ouvre, la même année, un cabinet de consultation privé où il reçoit des couples et des familles en thérapie systémique.

En janvier 1989, il crée l'Institut PSYCOM où, avec Edith Goldbeter et Jean-Pierre Bruniaux, il forme des professionnels du Nord de la France à la thérapie familiale systémique. D'autres formateurs sont venus renforcer l'équipe pédagogique dont Bernard Cortot et Romano Scandariato.

Aujourd'hui, Michel Maestre partage ses activités entre l'enseignement (PSYCOM), et une consultation privée de thérapie familiale et conjugale systémique (www.psycom.fr). Il a également créé La Clinique du Couple à Villeneuve d'Ascq où une équipe spécialisée reçoit les couples en crise (www.lacliniqueducouple.fr).

Il intervient également comme formateur et superviseur au sein de plusieurs équipes dans le champ socio-éducatif dans le Nord de la France ainsi qu'à l'île de la Réunion.

Principales publications :

Avec Bruniaux J.P., « Peut-on éviter le processus de triple désignation : famille disqualifiée, enfant à problèmes, éducateur super compétents ? », dans la revue *Résonances*, n° 7, Toulouse, 1995.

« Famille, institution : Quelles rivalités ? », dans la revue *Génération*, n° 6, Paris, 1996.

« L'expertise familiale systémique : une alternative à la thérapie sous mandat judiciaire », dans la revue *Génération*, n° 4, Paris, 1995.

« Cocréation et processus de formation », dans la revue *Génération*, n° 13, Paris, 1998.

« L'adieu au couple de nos vingt ans », dans *Cahiers critiques de thérapie familiale et de pratique de réseaux*, n° 20, DeBoeck Université, Bruxelles, 1998.

« L'utilisation du génogramme en thérapie de couple », dans *Cahiers critiques de thérapie familiale et de pratique de réseaux*, n° 25, DeBoeck Université, Bruxelles, 2000.

« Entre résiliencc et résonance. A l'écoute des émotions », dans *Cahiers critiques de thérapie familiale et de pratique de réseaux*, n° 29 (Autour de l'émotion), DeBoeck Université, Bruxelles, 2002.

« Les enseignants, précepteurs ou substituts parentaux ? Quelle est la fonction parentale de l'école ? », dans *Le journal des psychologues*, n° 237, Paris, mai 2006.

**Jacques Pluymaekers** est psychologue, thérapeute familial. Après plusieurs années comme psychologue en institutions d'éducation spécialisée, il crée à Bruxelles en 1971 « La gerbe », à la fois équipe d'AMO (Association en Milieu Ouvert), d'animation communautaire et centre de santé mentale.

Il innove des pratiques de quartier, premières pratiques de réseau en Belgique. Mony Elkaïm le rejoint en 1974 et, ensemble, ils développent celles-ci ainsi que les thérapies familiales auprès de populations défavorisées.

Jacques Pluymaekers est aujourd'hui responsable et formateur à l'Institut d'études et de la famille et des systèmes humains, créé à l'initiative de Mony Elkaïm en 1978, président de l'association Réseaux et familles à Montpellier, chargé de cours à l'enseignement supérieur social à Namur (Belgique) et conseiller scientifique à l'École de Criminologie de l'UCL. Jacques Pluymaekers est fondateur de l'Association Européenne de Thérapie Familiale (EFTA), il préside la Chambre des membres individuels au sein de cette Association.

Principales publications :

*Familles, institutions et approche systémique*, ESF, Paris, 1989.

« Traiter la maltraitance : une remise en question », *Cahiers critiques de thérapie familiale et de pratiques de réseaux*, n° 17, mars 1997, De Boeck, Paris.

Avec Chantal Nève-Hanquet, « Se surprendre à avoir changé en thérapie familiale », in *Cahiers Critiques de Thérapie Familiale et de Pratiques de Réseaux*, n° 39-2007/2, Bruxelles, 2007.

Imprimé en Europe
Dépôt légal : juin 2023